アキレス腱断裂
診療ガイドライン 2019

改訂第2版

監修
日本整形外科学会
日本整形外科スポーツ医学会

編集
日本整形外科学会診療ガイドライン委員会
アキレス腱断裂診療ガイドライン策定委員会

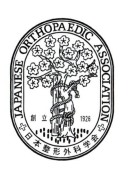

南江堂

アキレス腱断裂診療ガイドライン 2019（改訂第 2 版）策定組織

監　修
　日本整形外科学会
　日本整形外科スポーツ医学会

編　集
　日本整形外科学会診療ガイドライン委員会
　アキレス腱断裂診療ガイドライン策定委員会

診療ガイドライン 2019（改訂第 2 版）策定組織
　＜日本整形外科学会＞
　　理事長　　　　松本　守雄　　慶應義塾大学 教授

　＜日本整形外科スポーツ医学会＞
　　理事長　　　　松本　秀男　　慶應義塾大学 教授

　＜日本整形外科学会診療ガイドライン委員会＞
　　担当理事　　　山下　敏彦　　札幌医科大学 教授
　　委員長　　　　石橋　恭之　　弘前大学 教授

　＜日本整形外科スポーツ医学会ガイドライン委員会＞
　　担当理事　　　熊井　　司　　早稲田大学 教授
　　委員長　　　　帖佐　悦男　　宮崎大学 教授
　　アドバイザー　田中　康仁　　奈良県立医科大学 教授

　＜アキレス腱断裂診療ガイドライン策定委員会＞
　　委員長　　　　帖佐　悦男　　宮崎大学 教授（総括・診断）
　　副委員長　　　杉本　和也　　奈良県総合医療センター 副院長（治療・統括）
　　委　員　　　　熊井　　司　　早稲田大学 教授（統括）
　　　　　　　　　田島　卓也　　宮崎大学 助教（診断）
　　　　　　　　　田中　康仁　　奈良県立医科大学 教授（統括）
　　　　　　　　　谷口　　晃　　奈良県立医科大学 准教授（疫学・合併症）
　　　　　　　　　平野　貴章　　聖マリアンナ医科大学 准教授（治療・合併症）
　　　　　　　　　森　　　淳　　本八幡セントラル整形外科 院長（予後・予防・合併症）
　　　　　　　　　安田　稔人　　大阪医科大学 准教授（病因・病態・治療・予後）

　＜委　員（CQ 担当）＞（五十音順）
　　秋山　　唯　　　飯澤　典茂　　　池田智恵子　　　磯本　慎二　　　伊藤　寿彦
　　井上　和也　　　岩下　　哲　　　内野　　彩　　　遠藤亜沙子　　　遠藤　　渉

岡橋孝治郎　　　岡村　建祐　　　岡村　　龍　　　小川　宗宏　　　片岡　達紀
河原　勝弘　　　北野　　直　　　工藤　貴章　　　小泉　宗久　　　酒本　佳洋
佐竹　美彦　　　佐本　憲宏　　　嶋　　洋明　　　常徳　　剛　　　須藤　悦宏
高村　昌樹　　　田中　寿典　　　谷口　　昇　　　中本　佑輔　　　橋口　　宏
林　　幹彦　　　飛田　高志　　　星川　直哉　　　堀内　隆史　　　前田　真吾
松田　剛典　　　三井　寛之　　　森田　成紀　　　山口　奈美　　　吉澤　隆明
渡邊　信二

日本整形外科学会診療ガイドライン改訂にあたって

　診療ガイドラインとは，「医療者と患者が特定の臨床状況において，適切な診療の意思決定を行うことを支援する目的で系統的に作成された文章」である．わが国では，厚生省（当時）の医療技術評価推進検討会（1998～1999年）の報告書を踏まえて，科学的根拠に基づく医療（evidence-based medicine：EBM）を普及させるためのひとつの方策として，エビデンスに基づく診療ガイドラインの策定が推進された．

　日本整形外科学会においては2002年に，運動器疾患診療におけるガイドラインの作成対象として，日常診療で遭遇する頻度の高い疾患および重要性が高いと思われる疾患の計11疾患を選定し，診療ガイドラインの作成を開始した．その後，対象とする疾患を増やし，現在までに16疾患の診療ガイドラインが出版あるいは公開され，新たに2疾患の診療ガイドラインの策定が進行している．

　診療ガイドラインの策定時には，最新のエビデンスを含めた客観性および信頼性の高い診療に資する情報が記載される．一方で，医療は日々進歩しているため診療ガイドラインはひとたび出版・公開された直後から，その内容が徐々に古くなっていく．診療ガイドラインは，最新の診断・治療そして医療制度に迅速かつ適切に対応することが求められており，またその策定方法自体も進化するため，定期的な改訂が必要である．

　日本整形外科学会では，運動器疾患診療に携わる他学会とも連携して，診療ガイドライン委員会ならびに各診療ガイドライン策定委員会の主導のもと，出版・公開された診療ガイドラインの改訂作業を順次進めてきた．本ガイドラインの改訂も，多くの先生方のご尽力により完成にいたった．本ガイドラインが整形外科診療の質のさらなる向上やEBMの実践・推進をもたらし，インフォームド・コンセントに基づく最適な治療法の選択に役立つことを祈念する．

　2019年7月

日本整形外科学会理事長

松本　守雄

運動器疾患ガイドライン策定の基本方針

2011 年 2 月 25 日
日本整形外科学会診療ガイドライン委員長

1．作成の目的

　本ガイドラインは運動器疾患の診療に従事する医師を対象とし，日本で行われる運動器疾患の診療において，より良い方法を選択するためのひとつの基準を示し，現在までに集積されたその根拠を示している．ただし，本書に記載されていない治療法が行われることを制限するものではない．主な目的を以下に列記する．

1）運動器疾患の現時点で適切と考えられる予防・診断・治療法を示す．
2）運動器疾患の治療成績と予後の改善を図る．
3）施設間における治療レベルの偏りを是正し，向上を図る．
4）効率的な治療により人的・経済的負担を軽減する．
5）一般に公開し，医療従事者間や医療を受ける側との相互理解に役立てる．

2．作成の基本方針

1）本ガイドラインはエビデンスに基づいた現時点における適切な予防・診断と適正な治療法の適応を示すものとする．
2）記述は可能な限りエビデンスに基づくことを原則とするが，エビデンスに乏しい分野では，従来の治療成績や理論的な根拠に基づいて注釈をつけた上で記述してもよい．
3）日常診療における推奨すべき予防・診断と治療法をエビデンスに基づいて検証することを原則とするが，評価が定まっていない，あるいはまだ普及していないが有望な治療法について注釈をつけて記載してもよい．

3．ガイドラインの利用

1）運動器疾患を診療する際には，このガイドラインに準拠し適正な予防・診断・治療を行うことを推奨する．
2）本ガイドラインは一般的な記述であり，個々のケースに短絡的に当てはめてはならない．
3）診療方針の決定は医師および患者のインフォームド・コンセントの形成の上で行われるべきであり，特に本ガイドラインに記載のない，あるいは推奨されていない治療を行う際は十分な説明を行い，同意を得る必要がある．
4）本ガイドラインの一部を学会方針のごとく引用し，裁判・訴訟に用いることは本ガイドラインの主旨ではない．

4．改　訂

　本ガイドラインは，運動器疾患診療の新たなエビデンスの蓄積に伴い随時改訂を行う．

改訂第2版の序

　アキレス腱(踵骨腱)は人体中最大で最強の腱で，踵骨(踵骨隆起)に停止する．起立・歩行などの運動に際して緊張と弛緩を繰り返し，疾走する場合に大きな張力がかかるといわれている．アキレス腱断裂は非常に発症頻度の高いスポーツ外傷で，診療についても画像機器の進歩により詳細が明らかになり，治療法についても，保存療法か手術療法かなどの選択肢が多様化してきている．また，情報化社会の到来により多くの情報の氾濫による混乱などを回避し，様々な民間療法や誤解，さらに独善的といえる手技手法などに対して，エビデンスに基づいた正しい方向性を示すための診療ガイドラインを作成することにより，有効で効率的な診療の助けになると考え，伊藤博元委員長をはじめとしたアキレス腱断裂診療のエキスパートの委員により『アキレス腱断裂診療ガイドライン』が2007年に刊行された．本ガイドラインを診療に用いることで，アキレス腱断裂の診療レベルは向上してきた．特に，治療法は保存療法，手術療法のいずれにもかかわらず臨床成績は良好で，早期運動復帰と筋力の早期回復とを目指した治療が行われてきた．一方で，保存療法と手術療法に関し様々なディベートがあり，その当時は治療法を比較したエビデンスレベルの高い論文が少ないのが現状であった．アキレス腱断裂の分野においても，高齢化，早期社会復帰の要望は強く，超音波機器による画像診断の普及，治療への応用，低侵襲の手術手技の発展や装具療法を中心とした保存療法に関するエビデンスレベルの高い論文が次第に発表されるなど，診療内容の進歩によりガイドラインの改訂が必要となった．

　2013年に新たな委員会が発足し，治療法や予後・予防法を中心に改訂を行うこととなった．初版ガイドラインは，1990年以降2003年2月までに発表された論文を中心に策定されていた．今回は前回採用された論文に加え，2004年以降新たに発表された論文が検索の対象となった．治療法や予後・予防法に関しては，『Minds診療ガイドライン作成の手引き2014』(以下，Minds 2014)のアウトカム評価を参考に検討した．最近話題となっている病因としての高脂血症とアキレス腱断裂の関連性や深部静脈血栓症の発症に関しても言及した．診断や治療経過に超音波検査の有用性が多く報告されている．治療に関し，手術療法は再断裂率が低く社会復帰も早く推奨されるが，感染などの合併症には注意を払う必要があり，保存療法は保存療法に熟知した医師やメディカルスタッフのもとで，患者の治療に対する理解のうえで厳格な管理下に行えば推奨される．しかし，アキレス腱断裂は日常茶飯事的に発生し整形外科以外でも診療され，治療法の決定など比較的緊急性を要するため薬物療法のような比較対照の前向き研究の実施が困難であり，エビデンスレベルの高い論文は必ずしも多くないという事実も再認識し，改訂作業に影響を及ぼした．今後，日本整形外科学会やスポーツ関連学会を中心に多施設前向き研究などの実施が望まれる．欧米においてもアキレス腱断裂診療に関するガイドラインとしてはAmerican Academy of Orthopaedic Surgeons Clinical Practice Guideline(J Am Acad Orthop Surg, 2010)などがあるが，現状ではガイドライン委員の意見に依存している面もある．

　本ガイドラインは初版のClinical QuestionをもとにQ & A形式で記載した．

　最後に本ガイドラインの作成に多大なご支援とご尽力を賜りました日本整形外科学会診療ガイドライン委員会，日本整形外科スポーツ医学会ならびに代議員の方々，委員会開催に日曜祝日にも対応していただきました日本整形外科学会事務局，一般財団法人国際医学情報センター(IMIC)ならびに南江堂の諸氏に深謝いたします．

2019年7月

日本整形外科学会
アキレス腱断裂診療ガイドライン策定委員会
委員長　**帖佐悦男**

初版発行時の編集

編　集
　日本整形外科学会診療ガイドライン委員会
　アキレス腱断裂診療ガイドライン策定委員会

診療ガイドライン策定組織
　＜日本整形外科学会＞
　　理事長　　　　越智隆弘
　＜日本整形外科学会診療ガイドライン委員会＞
　　担当理事　　　松下　隆
　　委員長　　　　四宮謙一
　＜アキレス腱断裂診療ガイドライン策定委員会＞
　　委員長　　　　伊藤博元
　　委　員　　　　阪本桂造　　高倉義典　　帖佐悦男　　成田哲也　　南郷明徳　　古府照男
　＜文献査読委員＞（五十音順）
　　疫学：　伊藤博志　　窪田　誠　　佐藤栄一　　竹内良平
　　病因・病態：　飯沢典茂　　橋口　宏　　森　淳
　　診断：　河原勝博　　園田典生　　山本恵太郎
　　治療：　林　光俊
　　予防・予後：　石黒　洋　　稲垣克記　　中村正則　　野村将彦　　宮澤　洋

目　次

前　文 ……………………………………………………………………………………… 1

第1章　疫学 ………………………………………………………………………… 7

Clinical Question 1　アキレス腱断裂の発生数はどのくらいか．また，発生数に経年的変化が
あるか ………………………………………………………………………… 9

Clinical Question 2　アキレス腱断裂受傷の好発年齢はどのくらいのか．また，性差，左右差，
季節性はあるか ……………………………………………………………… 10

Clinical Question 3　アキレス腱断裂はスポーツ活動中の受傷が多いのか．また，どのような
スポーツで多く受傷するのか ……………………………………………… 12

第2章　病因・病態 ……………………………………………………………… 15

Clinical Question 1　アキレス腱断裂の予測因子，危険因子はあるか ………………………… 17

Clinical Question 2　アキレス腱断裂の発生には，基盤に必ず腱の変性が存在するか ………… 19

Clinical Question 3　アキレス腱断裂を誘発する可能性のある薬物はあるか …………………… 20

第3章　診断 ………………………………………………………………………… 23

Clinical Question 1　医療面接（問診・病歴）だけでアキレス腱断裂の診断は可能か ………… 25

Clinical Question 2　アキレス腱断裂の診断において特徴的な臨床所見はあるか ……………… 27

Clinical Question 3　アキレス腱断裂の診断で単純X線検査の有用性はあるか ………………… 30

Clinical Question 4　アキレス腱断裂の診断で超音波検査の有用性はあるか …………………… 32

Clinical Question 5　アキレス腱断裂の診断でMRIの有用性はあるか………………………… 36

Clinical Question 6　アキレス腱断裂と鑑別すべき疾患はあるか．また，その鑑別点は何か … 38

第4章　治療 ………………………………………………………………………… 41

Clinical Question 1　保存療法は手術療法に比較して再断裂率が高いか ………………………… 44

Clinical Question 2　保存療法（キャスト・装具）は有用か …………………………………… 46

Clinical Question 3　保存療法において早期運動療法（荷重，可動域訓練）は有用か ………… 48

Clinical Question 4　経皮的縫合術は有用か ……………………………………………………… 50

Clinical Question 5　直視下手術において端々縫合術は有用か ………………………………… 53

Clinical Question 6　直視下手術において初期強度を考慮した縫合術は有用か ……………… 55

Clinical Question 7　直視下手術において補強術の追加は有用か ……………………………… 60

Clinical Question 8　手術療法後の早期運動療法は有用か ……………………………………… 62

Clinical Question 9　新しい治療方法としてplatelet-rich plasma（PRP）療法は有用か ………… 67

ix

第5章　予後・予防・合併症　·· 69

Clinical Question 1　アキレス腱断裂治療法により再断裂に差があるか ························· 71

Clinical Question 2　経皮的縫合術と直視下手術において感染率に差があるか ·················· 74

Clinical Question 3　アキレス腱断裂治療後に患側の機能低下は残るか ······················· 75

Clinical Question 4　治療法により仕事やスポーツ復帰時期に差はあるか ······················ 77

Clinical Question 5　アキレス腱皮下断裂を予防する方法はあるか ··························· 79

Clinical Question 6　アキレス腱断裂において治療法の選択（手術療法と保存療法）により深部
静脈血栓症の発生頻度は異なるのか ·································· 81

Clinical Question 7　アキレス腱断裂の治療中に生じる深部静脈血栓症の有効な予防法はあるか
··· 82

索引·· 83

前　文

1．ガイドラインの作成方法・改訂の経緯，手順

　アキレス腱断裂診療ガイドラインは日本整形外科学会の事業のひとつであり，日本整形外科学会から委託を受けた日本整形外科スポーツ医学会から選出された委員を中心に策定を行い初版を刊行した．その後，装具療法などの保存療法を中心とした比較的エビデンスレベルの高い論文が発表されるようになり，2013 年に新たな委員会が発足し，治療法，予後や予防法を中心に改訂を行うこととなった．改訂に際し，ガイドライン作成における手引書である Minds 2014 が発表された．これまでのエビデンスの強さ＝推奨の強さという考え方から，エビデンスのシステマティックレビューとエビデンス総体評価・患者の意見・益と害のバランスなどをもとに推奨度を決定する考え方を検討したが，これらの要素をアキレス腱断裂診療ガイドラインとして構成するのは困難であることから，Minds 2007 版のエビデンスレベルや推奨 Grade の記載方法を参考に作成することとした．欧米でもアキレス腱断裂診療に関する新しい推奨 Grade を用いたガイドラインは発刊されていない．エビデンスの高い論文をもとにサイエンティフィックステートメントをつくり推奨 Grade を決定することとし，治療法や予後に関しては，アウトカム評価として再断裂率，筋力や社会復帰などを用いた．Clinical Question に関しては，初版を参考に治療法，後療法や治療法の合併症を中心に検討した．また，初版では検討しなかった臨床応用されている実験・研究は参考にすることとした．

2．文献検索と結果

　初版は 1990〜2003 年までに発表された文献を抽出しており，今回は表 1，表 2 で示した検索式を用いて，2003 年 3 月〜2014 年の約 10 年間においてアキレス腱断裂に関する文献を，言語は日本語，英語論文を中心に抽出した．初期抽出にて日本の文献は医学中央雑誌から 420 編，海外文献は MEDLINE から 1,336 編，計 1,756 編の論文が抽出された．これに初版作成の際に採用した 727 編の論文を加え，計 2,483 編の論文に対し構造化抄録を作成することとした．その他参考にした論文として，American Academy of Orthopaedic Surgeons Clinical Practice Guideline（J Am Acad Orthop Surg, 2010）ならびに検索期間後のエビデンスレベルの高い論文 40 編も採用した．

3．構造化抄録の作成と文献の批判的吟味

　新たな論文の構造化抄録の作成は 50 名で行った．再度採用した論文のうち 311 編は委員会にて対応した．構造化抄録のフォームは初版をもとに作成したが Minds 2014 を考慮した．作成された構造化抄録をもとに，各項目の担当委員が文献内容を批判的に吟味した．Minds 2014 では文献をアウトカムごとにまとめエビデンス総体を評価することが求められている．治療に関しては，アウトカムは論文において出現頻度の多い，1）筋力，2）関節可動域，3）再断裂率，4）合併症，5）社会復帰を採用した．文献の選択は，1）これらアウトカムの項目の記載のある論文，2）エビデンスの高い論文を原則とし文献を取捨選択した．以上の過程を経て，各 Clinical Question において 10〜20 編を選択した．ただし Clinical Question に対応するエビデンスの高い論文が少ない場合は本ガイドラインで設定したエビデンスレベルに基づき論文を採用することとした．

前　文

表 1　検索式　医学中央雑誌

検索式	備考
(アキレス腱断裂 /TH or アキレス腱断裂 /AL) or アキレス腱損傷 /AL	アキレス腱断裂
(アキレス /AL or achilles/AL or Achilles/AL) and (断裂 /AL or (創傷と損傷 /TH or 損傷 /AL) or (腱損傷 /TH or 腱断裂 /AL) or (腱損傷 /TH or 腱損傷 /AL) or (破裂 /TH or rupture/AL) or (破裂 /TH or Rupture/AL))	
#1 or #2	
陳旧 /TI	
新鮮 /TI or 急性 /TI	
#3 not #4	①陳旧除く
#3 and #5	②新鮮，急性含む
#6 or #7	①＋②
#8 and (PT= 会議録除く)	会議録除く
#9 and (PT= 症例報告)	
(#9 not #10) and (PDAT=2003/3/1: 2014/5/31)	症例除く，対象範囲限定
#11 and sh= 疫学	疫学
#11 and (疫学 /TH or 疫学要因 /TH or (発生率 /TH or 発生率 /AL) or (発生率 /TH or 頻度 /AL) or インシデンス /AL)	
#12 or #13	
(#11) and (SH= 病因)	病因・病態
#11 and (病因 /AL or (病態生理 /TH or 病態 /AL) or (分類 /TH or 分類 /AL) or (危険因子 /TH or 危険因子 /AL) or (リスク /TH or リスク /AL))	
#15 or #16	
(#11) and (SH= 診断的利用 , 診断 , 画像診断 ,X 線診断 , 放射性核種診断 , 超音波診断)	診断・分類
#11 and ((診断 /TH or 診断 /AL) or 鑑別 /AL or (X 線 /TH or X 線 /AL) or レントゲン /AL or (超音波 /TH or 超音波 /AL) or (画像診断 /TH or 画像診断 /AL) or (X 線診断 /TH or 造影検査 /AL) or (重症度指標 /TH or 重症度 /AL) or (分類 /TH or 分類 /AL))	
#18 or #19	
(#11) and (SH= 診断的利用 , 診断 , 画像診断 ,X 線診断 , 放射性核種診断 , 超音波診断 , リハビリテーション)	治療
#11 and (治療 /TH or 外科手術 /TH)	
#21 or #22	
(#11) and (SH= リハビリテーション , 予防 , 予後)	予後・予防
#11 and ((リハビリテーション /TH or リハビリ /AL) or (予後 /TH or 予後 /AL) or 経過 /AL or 予防 /AL)	
#24 or #25	
#14 or #17 or #20 or #23 or #26	
#11 not #27	その他

4. 推奨の強さ・エビデンスの強さ

　エビデンスの評価は，各研究の妥当性を偏見なく評価するために日本整形外科学会診療ガイドライン委員会の方針に基づいて，研究デザインによって決めることとした（表3，表4）．この結果，質の高いエビデンスとは研究デザイン分類の level 1 〜 4 の論文内容を指し，中程度の質のエビデンスとは level 5 または 6 の論文内容を指している．推奨程度の決定は論文のエビデンスレベルとその数から判定した．推奨 Grade A，B，C はエビデンスの質と量によって決まり，サイエンティフィックステートメントもそれに相当する内容である．推奨 Grade D はエビデンスの高い低いに

表 2 検索式 MEDLINE

Set	file medline	備考
L1	S ACHILLES TENDON+AUTO/CT(L)IN/CT	
L2	S ACHILLES TENDON+AUTO/CT AND (RUPTURE+NT/CT OR RUPTURE, SPONTANEOUS/CT OR TENDON INJURIES+NT/CT)	
L3	S (ACHILL!S OR ACHILL!!S OR ACHILLEAL OR TENDOACHILL?)(2A)(RUPTURE? OR INJUR? OR TEAR?)	
L4	S (L1 OR L2 OR L3)	
L5	S L4/HUMAN OR (L4 NOT ANIMALS+NT/CT)	
L6	S L5/ENG OR L5 AND JAPANESE/LA	
L7	S L6 AND 20030301-20140531/UP AND PY=>2003	
L8	S L7 NOT (CHRONIC OR OLD)(2W)(RUPTURE? OR TEAR? OR INJUR?)/TI	
L9	S L7 AND (ACUTE OR FRESH)(2W)(RUPTURE? OR TEAR? OR INJUR?)/TI OR L8	
L10	S L9 NOT CASE REPORT?/DT	
L11	S L10 NOT REVIEW?/DT	
L12	S L9 AND (SYSTEMATIC OR QUANTITATIVE OR METHODOLOGIC OR COLLABORATIVE OR INTEGRATIVE)(1W)(REVIEW? OR OVERVIEW?)/TI	
L13	S L9 AND META-ANALYSIS/DT	
L14	S L9 AND RANDOMIZED CONTROLLED TRIAL/DT	
L15	S L9 AND CONTROLLED CLINICAL TRIAL/DT	
L16	S L9 AND COHORT STUDIES+NT/CT	
L17	S L9 AND MULTICENTER STUDY/DT	
L18	S L9 AND (CASE-CONTROL STUDIES+NT/CT OR MATCHED-PAIR ANALYSIS/CT)	
L19	S (L12 OR L13 OR L14 OR L15 OR L16 OR L17 OR L18)	
L20	S L11 OR L19	
L21	S L20 AND (EP/CT OR EH/CT OR EPIDEMIOLOGY+NT/CT OR MORBIDITY+NT/CT OR EPIDEMIOLOGIC FACTORS+NT/CT OR PROBABILITY+NT/CT)	
L22	S L20 AND (EPIDEMIOL? OR INCIDENCE? OR OCCURRENCE?)/TI	疫学
L23	S L21 OR L22	
L24	S L20 AND (ET/CT OR PP/CT OR CL/CT OR RISK FACTORS/CT)	
L25	S L20 AND (ETIOLOG? OR RISK)/TI	病因・病態
L26	S L24 OR L25	
L27	S L20 AND (DI/CT OR RA/CT OR RI/CT OR PA/CT OR US/CT)	
L28	S L20 AND DIAGNOSIS+NT/CT	
L29	S L20 AND (DIAGNOS? OR RADIOGR? OR IMAG? OR PATHOLOG? OR ULTRASO?)/TI	診断・分類
L30	S L20 AND (CL/CT OR SEVERITY OF ILLNESS INDEX/CT)	
L31	S (L27 OR L28 OR L29 OR L30)	
L32	S L20 AND (TH/CT OR DT/CT OR RT/CT OR SU/CT OR TR/CT)	
L33	S L20 AND THERAPEUTICS+NT/CT	治療
L34	S L20 AND SURGICAL PROCEDURES, OPERATIVE+NT/CT	
L35	S (L32 OR L33 OR L34)	
L36	S L20 AND PC/CT	
L37	S L20 AND PROGNOSIS+NT/CT	
L38	S L20 AND (RH/CT OR REHABILITATION+NT/CT)	予後・予防
L39	S L20 AND (PROGNOS? OR PREVENT? OR PROPHYLA?)/TI	
L40	S (L36 OR L37 OR L38 OR L39)	
L41	S L23 OR L26 OR L31 OR L35 OR L40	
L42	S L20 NOT L41	その他

前　文

表3　エビデンスレベル（EV level）分類

レベル	内容
1	全体で100例以上のRCTのメタアナリシスまたはシステマティックレビュー
2	全体で100例以上のRCT
3	全体で100例未満のRCTのメタアナリシスまたはシステマティックレビュー
4	全体で100例未満のRCT
5	controlled clinical trial（CCT）およびCohort study
6	case-control study
7	case series
8	case report
9	記述的横断研究
10	分析的横断研究
11	その他

RCT：randomized controlled trial

表4　推奨Grade分類

Grade	内容	内容補足
A	行うよう強く推奨する 強い根拠に基づいている	質の高いエビデンス（level 1～4）が複数ある
B	行うよう推奨する 中程度の根拠に基づいている	質の高いエビデンス（level 1～4）が1つ，または中程度の質のエビデンス（level 5，6）が複数ある
C	行うことを考慮してもよい 弱い根拠に基づいている	中程度の質のエビデンス（level 5，6）が少なくとも1つある
D	推奨しない 否定する根拠がある	肯定できる論文がないか，否定できる中程度までの質のエビデンス（level 1～6）が少なくとも1つある
I		委員会の審査基準を満たすエビデンスがない あるいは複数のエビデンスがあるが結論が一様ではない

かかわらず否定的推奨（すべきでないもの）を示している．推奨Grade Iはこれまで適切なエビデンスがないか，あっても肯定的エビデンスと否定的エビデンスの両方があることを示している．
　治療・予後に関しては，アウトカムを中心に評価し，保存，手術療法を問わず，様々な医師（スポーツ整形外科医，足の外科医，整形外科医，外科医，外傷医，研修医など）によって行われている現状を踏まえるとともに，ガイドラインとして，患者を含めた一般の方々にも読んでいただくことを配慮した．

4

文献

1）Minds 診療ガイドライン選定部会（監修）．診療ガイドライン作成の基本，診療ガイドライン作成の手引き 2007，福井次矢ほか（編集），医学書院，東京，p.7-19，2007.

2）日本整形外科学会診療ガイドライン委員会，アキレス腱断裂診療ガイドライン策定委員会（編）．アキレス腱断裂診療ガイドライン，南江堂，東京，2007.

3）Chiodo CP et al. American Academy of Orthopaedic Surgeons clinical practice guideline on treatment of Achilles tendon rupture. J Bone Joint Surg Am 2010; **92**: 2466-2468.

4）福井次矢，山口直人（監修）．Minds 診療ガイドライン作成の手引き 2014，医学書院，東京，2014.

5）Barfod KW et al. Treatment of acute Achilles tendon rupture in Scandinavia does not adhere to evidence-based guidelines: a cross-sectional questionnaire-based study of 138 departments. J Foot Ankle Surg. 2013; **52**: 629-633.

第1章　疫学

はじめに

　アキレス腱断裂は30歳以降の男性に多く発生し，スポーツ活動中に受傷することの多い外傷とされる．こうしたアキレス腱断裂の疫学的事柄をエビデンスに基づいて検証し，診療ガイドラインの疫学の章を構築すべく文献を調査した．

　アキレス腱断裂の疫学では初版において55文献を検討し3つのClinical Questionを提示した．今回はさらに欧文20，和文6の計26文献を加えて調査し，最新の知見を考慮に入れて推奨度を決定した．以下にClinical Questionを列記する．

　Clinical Question 1．アキレス腱断裂の発生数はどのくらいか．また，発生数に経年的変化が
　　あるか
　Clinical Question 2．アキレス腱断裂受傷の好発年齢はどのくらいか．また，性差，左右差，
　　季節性はあるか
　Clinical Question 3．アキレス腱断裂はスポーツ活動中の受傷が多いのか．また，どのような
　　スポーツで多く受傷するのか

　アキレス腱断裂についてその治療方法や治療成績を報告した文献は多い．しかし，そうした文献では多くの症例を調査対象としながら，症例の背景について統計学的処理を加えて疫学的根拠を示したものは少ない．一方，アキレス腱断裂症例の疫学調査そのものを目的とした研究となると，海外にも少なく，本邦にはなかった．さらに，疫学的研究方法はほとんど後方視的なものであった．

　アキレス腱断裂の発生数を調査した報告では，調査が行われた医療施設がカバーする人口をもとに発生率を算出している．当該地域で発生したすべての症例を抽出することは困難なため，正確な発生率とはいえない．しかし，この種の調査では限界と考えられる．好発年齢や性差，左右差，季節性などに関しては後ろ向き検討でも一定の信頼性は担保できる．スポーツ活動との関連性においては国によって盛んなスポーツは異なるため，高いエビデンスをもって結論づけることは不可能であった．

　こうした状況を踏まえたうえで，採択文献のなかから得られた本章の結論としての「要約」ではあるが，従来エビデンスが不明瞭であったり，詳細な統計学的裏づけが示されないまま教科書的に述べられていた疫学的記述を否定するような事実はほとんどなかった．しかし，「要約」のGradeには強い根拠に基づくといえるGrade Aはなく，中等度の根拠に基づくとされるGrade C以下だけとなり，今後の課題として残った．

　なお，本章においては取り上げる内容から，Clinical Questionに対する「推奨」としての提示は相応しくないと考え，すべて「要約」として示した．

本章のまとめ

　本邦では大規模な調査によって集計されたアキレス腱断裂受傷者の疫学的研究報告がなく，本章の「要約」は海外の統計調査研究が主体となって導き出されたものとなった．アキレス腱断裂は人口10万人に対して6〜41人程度の発生があり，国や地域による差異が大きい．発生数は近年増加

第1章　疫学

の傾向にある．男性では30〜40歳代で最も多く受傷しており，女性では40〜50歳代で多く受傷している．従来，性差は男性に多いとされてきたが，男性に多い傾向は認めるものの断定し得ない．受傷側は左側にやや多い．受傷の季節的偏りは明確でないが，春に多いとの報告がある．スポーツ活動中の受傷が多く，特に若年者にその傾向が顕著であり，高齢層は日常活動中での受傷が多い．スポーツ種目ではバドミントン，バレーボール，サッカー，テニスなど球技やラケット使用競技での受傷頻度が高い

今後の課題

　整形外科医として治療の任にあたることの多いアキレス腱断裂は，スポーツ参加人口の急速な増加と社会の高齢化により，発生が増加していることがわかった．それゆえ，アキレス腱断裂についての診断法，治療法，予後の改善を目指すとき，疫学的調査の重要性は高まっている．

　現在までの疫学的研究はほとんどが後ろ向き研究で，論文のエビデンスレベルはどうしても低くなっている．長期間にわたる前向きな疫学的調査研究は多大な困難を伴うと推測されるが，本邦でも広域の住民を対象に実施される調査研究が行われることを期待する．今後，そうした研究結果に裏づけられたアキレス腱断裂診療ガイドラインへと発展することが望まれる．これにより今回言及し得なかった受傷についての遺伝的要素の関与の有無，利き足と受傷側の関係，肥満度の関与，両側同時受傷例の頻度なども含めた，より多くの興味深い疫学的疑問が解明できるであろう．

Clinical Question 1

アキレス腱断裂の発生数はどのくらいか．また，発生数に経年的変化があるか

要約

● 欧米の発生数の報告では人口 10 万人あたり 6.3～41.0 人と，国あるいは地域で異なっている．（Grade I）
● 発生数は変化しており近年増加傾向にある．（Grade C）
● 本邦では発生数についての報告はない．（Grade C）

背景・目的

　　頻度の高い外傷といわれるアキレス腱断裂であるが，その裏づけとしての発生数を知ることを目的とした．近年の発生数の変化についても検討する．

解説

　　フィンランドの Oulu 大学の報告では，1979～1990 年では人口 10 万人あたりアキレス腱断裂発生が 4.2 人であったが，1991～2000 年では 10 万人あたり 15.2 人と増加した（EV level 10）[1]．

　　南東フィンランドでの報告では 1987～1999 年の発生数は 10 万人あたり 11.2 人で，近年にかけて有意に増加している．特に 30 歳代での発生増加は顕著であった（EV level 10）[2]．

　　スコットランドの報告では 1981 年の発生数が 10 万人あたり 4.7 人に対し，1994 年では 6.3 人と有意に増加していた（EV level 10）[3]．

　　22 万人のデンマークの州における集計では 1984 年の発生数は 10 万人に 18.2 人であった．1996 年には 10 万人あたり 37.3 人と有意に増加している（EV level 10）[4]．

　　スウェーデンの人口 23 万人の都市では，1950～1973 年の調査と比較して 1987～1991 年ではアキレス腱断裂症例数が増加している（EV level 10）[5]．

　　ノルウェーの Akershus 大学病院では，1990 年 9 月～1997 年 4 月までに人口 10 万人あたり 52.5 人で，年間 7.9 人に発生していた（EV level 10）[6]．

　　カナダの Alberta 大学では 1998～2002 年に人口 10 万人あたり 41.0 人，年間 8.2 人に発生していた（EV level 10）[7]．

文献

1) Pajala A, Kangas J, Ohtonen P, et al. Rerupture and deep infection following treatment of total Achilles tendon rupture. J Bone Joint Surg Am 2002; **84-A**: 2016-2021.
2) Nyyssonen T, Luthje P, Kroger H. The increasing incidence and difference in sex distribution of Achilles tendon rupture in Finland in 1987-1999. Scand J Surg 2008; **97**: 272-275.
3) Maffulli N, Waterston SW, Squair J, et al. Changing incidence of Achilles tendon rupture in Scotland: a 15-year study. Clin J Sport Med 1999; **9**: 157-160.
4) Houshian S, Tscherning T, Riegels-Nielsen P. The epidemiology of Achilles tendon rupture in a Danish county. Injury 1998; **29**: 651-654.
5) Möller A, Astron M, Westlin N. Increasing incidence of Achilles tendon rupture. Acta Orthop Scand 1996; **67**: 479-481.
6) Aroen A, Helgo D, Granlund OG, et al. Contralateral tendon rupture risk is increased in individuals with a previous Achilles tendon rupture. Scand J Med Sci Sports 2004; **14**: 30-33.
7) Suchak AA, Bostick G, Reid D, et al. The incidence of Achilles tendon ruptures in Edmonton, Canada. Foot Ankle Int 2005; **26**: 932-936.

第1章　疫学

Clinical Question 2

アキレス腱断裂受傷の好発年齢はどのくらいか．また，性差，左右差，季節性はあるか

要約
●受傷好発年齢は 30～40 歳代であり，50 歳以上の年齢層にもうひとつ小さなピークがある．若年層ではスポーツによる受傷が多いが，高齢層にはスポーツ以外の日常活動中の受傷が多い．（Grade C） ●男女の発生比率は差がないとするものから，女性 1 に対し男性 6.3 まで様々であり，男性に多い傾向はあるものの断定し得なかった．また女性は男性より受傷年齢が高い．（Grade I） ●左右差では右 41～45％に対し左 52～59％とやや左に多い．（Grade C） ●発生の季節性があるとはいえない．（Grade I）

背景・目的

　アキレス腱断裂はスポーツ活動中に自家筋力によって発症することが多いとされているが，その好発年齢，性差，左右差，季節的偏りを検証する．

解説

　人口 92,000 人の地域で，すべてのアキレス腱断裂症例の手術を担当するフィンランドの都市中核病院での 1986～1996 年の集計では，93 例の受傷時平均年齢は 44 歳，中央値 42 歳であり，40～44 歳が最多であった．スポーツによる受傷は若年者に多かった．65～69 歳に第 2 のピークがあった．男女の比率は 3.4:1 であり，右 47 例，左 48 例と左右差はない．受傷月は 1, 2, 10 月に多かった（EV level 10）[1]．

　1980～1995 年のスコットランドでのアキレス腱断裂例 4,201 例の統計からは，男性では受傷時年齢が 30～39 歳で最多であり，60 歳以降にもうひとつの発生数増加域があった．女性は 60 歳から増加していた．男女比は 1.7:1 とやや男性に多く，統計学的には季節的偏りはなかった（EV level 7）[2]．

　1984～1996 年にデンマークの 5 病院で調査した 718 例では，受傷時平均年齢が 42.1 歳であり，このうち 30～49 歳が 62％であった．50～59 歳にも小さな発生のピークがみられた．若年層の受傷原因はスポーツによるものが多かった．男女比は 3:1 と男性に多かった．季節的には春と秋のスポーツシーズンに多かった（EV level 7）[3]．

　デンマークで 1978～1995 年の 18 年間にアキレス腱断裂を受傷した 213 例の調査からは，受傷年齢の中央値が 41 歳であった．男女比は 2.8:1 であった．左側が 57％と多かった（EV level 7）[4]．

　スウェーデン Malmö の 1987～1991 年の 153 例に対する調査では 40 歳代に発生の大きなピークがあり，80 歳代に小さなピークがあった．スポーツによる受傷はその平均年齢が 37 歳と若く，一方，スポーツ以外での受傷は平均 56 歳で両者間に有意差を認めた．男女比は 6.3:1 と男性に多かった．受傷時平均年齢は男性 42 歳，女性 52 歳で有意差を認めた．スポーツによる受傷は男性に多かった（EV level 7）[5]．

　フィンランド Oulu 市 5 病院での 1979～1994 年の 16 年間の統計からは，110 断裂例の平均年齢が 40 歳であった．男女比 5.5:1 と男性が多く，左側が 52.6％であった．本報告でも非スポーツ受

傷者の年齢が高く平均53歳であり，スポーツでの受傷者は38歳であった（EV level 7）[6].

　ハンガリーのブダペスト国立外傷センターの報告では，1972〜1985年に治療した292例の受傷時平均年齢は35.2歳で，男女比は4.8：1であった．また，左右差はスポーツによる受傷例では左側が59％であった．季節性についてはスポーツによる受傷例の71％，スポーツ以外の原因による受傷例の60％が夏に受傷していた（EV level 7）[7].

　本邦の244例の調査報告では，年齢は30〜50歳に多く，若年層でスポーツによる受傷が多かった．男女比が1.1：1で性差がなかった．左側受傷が57.8％であった．季節では春に多かった（EV level 7）[8].

　カナダのAlberta大学からの報告では，394例のアキレス腱断裂患者の調査で男女別発生比は4：1で，発生における季節性としては春（3〜5月）が最多で，秋（9〜11月）が最小であった．男性では発生頻度のピークは30歳代で人口10万人あたり134.1人，女性では40歳代にピークが存在し，10万人あたり40.8人であった（EV level 10）[9].

文献

1) Nyyssönen T, Lüthje P. Achilles tendon ruptures in South-East Finland between 1986-1996, with special reference to epidemiology, complications of surgery and hospital costs. Ann Chir Gynaecol 2000; **89**: 53-57.
2) Maffulli N, Waterston SW, Squair J, et al. Changing incidence of Achilles tendon rupture in Scotland: a 15-year study. Clin J Sport Med 1999; **9**: 157-160.
3) Houshian S, Tscherning T, Riegels-Nielsen P. The epidemiology of Achilles tendon rupture in a Danish county. Injury 1998; **29**: 651-654.
4) Levi N. The incidence of Achilles tendon rupture in Copenhagen. Injury 1997; **28**: 311-313.
5) Möller A, Astron M, Westlin N. Increasing incidence of Achilles tendon rupture. Acta Orthop Scand 1996; **67**: 479-481.
6) Leppilahti J, Puranen J, Orava S. Incidence of Achilles tendon rupture. Acta Orthop Scand 1996; **67**: 277-279.
7) Józsa L, Kvist M, Bálint BJ, et al. The role of recreational sport activity in Achilles tendon rupture: a clinical, pathoanatomical, and sociological study of 292 cases. Am J Sports Med 1989; **17**: 338-343.
8) 中山正一郎，三馬正幸，杉本和也ほか．アキレス腱断裂の年齢別の特徴について．中部整災誌 1996; **39**: 1461-1462.
9) Suchak AA, Bostick G, Reid D, et al. The incidence of Achilles tendon ruptures in Edmonton, Canada. Foot Ankle Int 2005; **26**: 932-936.

コメント

　本邦の報告中，剣道家の43症例について左が41例（95％）と著しく偏った発生を報告している（EV level 7）[10].

補足文献

10) 園畑素樹，忽那龍雄，石井孝子ほか．中高年剣道選手のスポーツ傷害．九州スポーツ医・科学会誌 1994; **6**: 129-134.

第1章　疫学

Clinical Question 3

アキレス腱断裂はスポーツ活動中の受傷が多いのか．また，どのようなスポーツで多く受傷するのか

要約

●アキレス腱断裂をスポーツ活動中に受傷したのは60～81％の症例であり，スポーツによる受傷が多いことが示された．国による競技人口の差異を考慮せずにいえば，球技，ラケット競技での受傷が多く，種目別にはバドミントン，バレーボール，サッカー，テニスなどの球技およびラケット使用競技での発生頻度が高い．(Grade C)

背景・目的

　スポーツ活動中のアキレス腱断裂受傷が多いとされている．これを検証し，発生頻度の高い種目を明らかにする．

解説

　人口92,500人のフィンランドの都市において，この地域のアキレス腱断裂手術がすべて行われる中核病院での集計では，スポーツによる受傷が95例中59例(62％)であり，種目ではバレーボールが最多で，サッカー，バドミントンが続いていた．球技は95例中49例(52％)であった(EV level 10)[1]．

　デンマークの人口22万の地域にある5病院での調査では，718例中74.2％がスポーツによって発生し，その93％は球技およびラケット競技での受傷であった．スポーツによる533例中バドミントンが246例(46.3％)と最も多かった．次いでサッカー124例(23.3％)，ハンドボール83例(15.6％)の順であった(EV level 10)[2]．

　同じくデンマークのFrederiksberg市において18年間に発生した213例の検討では，バドミントン49.7％，ハンドボール6.8％，サッカー5.2％であった(EV level 7)[3]．

　スウェーデンでの153例の調査では，スポーツによる受傷が全体の2/3であった．競技種目別にはバドミントン50例，サッカー19例，テニス12例の順に多かった(EV level 7)[4]．

　フィンランドのOulu市の報告では，アキレス腱断裂110例中，スポーツによるものが90例(81％)であり，さらにこのうち88％は球技によるもので，バレーボール22例(24％)，バドミントン20例(22％)，サッカー15例(17％)であった(EV level 10)[5]．

　ハンガリーのブダペスト外傷センターの報告では，アキレス腱断裂292例中スポーツ活動で断裂したのは173例(59.2％)であり，他の腱断裂より有意にスポーツによるものが多かった．受傷時のスポーツ種目はフットボール33.5％，陸上競技16.2％，バスケットボール13.3％の順であった(EV level 7)[6]．

　244例のアキレス腱断裂症例を調べた本邦の報告では，スポーツによる受傷症例が185例(76％)で，最も症例の多かったスポーツはバレーボールの49例，次いでバドミントン29例，テニス23例であった(EV level 7)[7]．

　ニュージーランドからの報告では，スポーツによる受傷は363例中285例(78.5％)で，15～30歳に限れば94％であった．種目ではネットボールが全体の24％を占め，スポーツによるアキレス腱断裂の31％を占めており，15～40歳に受傷した女性の54％を占めていた(EV level 7)[8]．

文献

1) Nyyssönen T, Lüthje P. Achilles tendon ruptures in South-East Finland between 1986-1996, with special reference to epidemiology, complications of surgery and hospital costs. Ann Chir Gynaecol 2000; **89**: 53-57.

2) Houshian S, Tscherning T, Riegels-Nielsen P. The epidemiology of Achilles tendon rupture in a Danish county. Injury 1998; **29**: 651-654.

3) Levi N. The incidence of Achilles tendon rupture in Copenhagen. Injury 1997; **28**: 311-313.

4) Möller A, Astron M, Westlin N. Increasing incidence of Achilles tendon rupture. Acta Orthop Scand 1996; **67**: 479-481.

5) Leppilahti J, Puranen J, Orava S. Incidence of Achilles tendon rupture. Acta Orthop Scand 1996; **67**: 277-279.

6) Józsa L, Kvist M, Bálint BJ, et al. The role of recreational sport activity in Achilles tendon rupture: a clinical, pathoanatomical, and sociological study of 292 cases. Am J Sports Med 1989; **17**: 338-343.

7) 中山正一郎, 三馬正幸, 杉本和也ほか. アキレス腱断裂の年齢別の特徴について. 中部整災誌 1996; **39**: 1461-1462.

8) Gwynne-Jones DP, Sims M, Handcock D. Epidemiology and outcomes of acute Achilles tendon rupture with operative or nonoperative treatment using an identical functional bracing protocol. Foot Ankle Int 2011; **32**: 337-343.

第2章　病因・病態

はじめに

　アキレス腱断裂の病因・病態については様々な症例報告があるが，エビデンスレベルの高い論文は少ない．Kannus ら（J Bone Joint Surg Am 1991; 73: 1507-1525）は断裂腱においては全例に組織学的に腱の異常を認め，その97％が変性所見であったと報告し，アキレス腱断裂においては腱の変性が先行すると考えられるようになった．また，臨床的には腱の肥厚は変性所見のひとつとも考えられ，アキレス腱断裂の危険因子といわれてきた．そのほか，脂質異常や腎臓透析，副甲状腺機能亢進症や関節リウマチ，薬剤としてニューキノロン系の抗菌薬や副腎皮質ホルモンなどがアキレス腱断裂の危険因子であるとの報告がある．

　病因・病態について，初版では3つのリサーチクエスチョンを提示して，採択された24文献中に明示された内容から回答を求めた．今回の改訂にあたり文献については新たに86論文を査読した．初版から引き続き採択したものは8文献，新しく採択したものは12文献，計20文献とし，推奨度を決定した．

　以下に Clinical Question を列記する．

　Clinical Question 1．アキレス腱断裂の予測因子，危険因子はあるか
　Clinical Question 2．アキレス腱断裂の発生には，基盤に必ず腱の変性が存在するか
　Clinical Question 3．アキレス腱断裂を誘発する可能性のある薬剤はあるか

本章のまとめ

　断裂腱には組織学的に腱の変性が存在するという報告や，正常腱と比較してアキレス腱症の腱やアキレス腱断裂の腱は組織学的に変性が高度であるという報告からも，アキレス腱断裂には腱の変性が先行すると考えられ，アキレス腱断裂は腱の変性を基盤に発生すると考えられる．臨床的には腱の肥厚は変性所見のひとつと考えられ，超音波検査などがその診断に有用である．

　また，薬剤のなかにはアキレス腱断裂を誘発する可能性のある物質が存在すると考えられる．副腎皮質ホルモンがアキレス腱断裂の誘発因子となったことを言及した報告は症例報告が多いが，Seeger ら（Pharmcoepidermiol Drug Saf 2006; 15: 784-792）はステロイド注射のオッズ比は2.2と報告した．また，アキレス腱断裂を誘発する可能性の高い薬物として fluoroquinolone や ciprofloxacin などの抗菌薬は，case-control study などの報告から信頼性が高く，特に高齢者でステロイドを併用している場合は注意が必要である．アキレス腱断裂と高脂血症の関連は現時点ではエビデンスレベルの高い文献はなく，その因果関係は証明できないが，アキレス腱断裂発生の誘因として濃厚と考えられる．その他，アキレス腱断裂の危険因子として，腎臓透析，副甲状腺機能亢進症，関節リウマチなどがあるが，その直接的な因果関係は証明されていない．

今後の課題

　アキレス腱断裂例では高率に高脂血症を合併しているが未治療例が多いとの報告もあり，疾病予防の観点からもアキレス腱断裂に合併する高脂血症を看過しないように注意が必要である．またアキレス腱の変性が断裂の基盤になるのであれば，今後はアキレス腱断裂の予防の観点からもアキレ

ス腱の変性の早期診断や治療が重要になるであろう．30歳以下の若年例のアキレス腱断裂は再断裂率が高いという報告もあり，この年代のアキレス腱断裂の病態の解明も課題のひとつと思われる．

Clinical Question 1

アキレス腱断裂の予測因子，危険因子はあるか

要約

- アキレス腱の肥厚は退行性変化の存在を示唆し，かつアキレス腱断裂の予測因子，危険因子になりうる．（Grade C）
- アキレス腱断裂例には高脂血症が合併することが多い．（Grade C）

背景・目的

　アキレス腱断裂の好発年齢のピークのひとつは30歳代と40歳代にあり，その理由はアキレス腱の退行性変化と考えられているが，明らかとなっていない．

　一般的に，アキレス腱の肥厚は退行性変化により生じ，肥厚した腱は断裂にいたりやすいと考えられている．肥厚した腱は断裂の危険因子になるかどうかを検討する．また，腱の退行性変化が生じているとは考えにくい若年例においてもアキレス腱断裂は発生するが，その年代のアキレス腱断裂の特徴を調査した．また，高脂血症とアキレス腱断裂の関連について検討した．

解説

　超音波検査を用いて，アキレス腱断裂患者の受傷側および健側の観察を行った研究では，アキレス腱断裂患者（$n = 70$）の健側前後径を，年齢および性別を合わせた対照群と比較した結果，有意にアキレス腱断裂患者の健側前後径が大きかったことにより，アキレス腱の肥厚はアキレス腱断裂の危険因子であると結論された．また，この患者の受傷側24.3％，健側2.9％に，アキレス腱内に低エコー領域，受傷側14.3％に石灰化を認め，対照群にはこれらを認めなかったことから，基盤に腱の変性があることが示唆された（EV level 6）[1].

　36例のアキレス腱痛を有する患者の超音波検査による検討では，当初臨床症状を有した48アキレス腱のうち，のちに断裂にいたった7アキレス腱（14.6％）のすべてが超音波検査でアキレス腱の肥厚ありと診断されており，このうちの4腱（57.1％）が高度の肥厚（前後径10 mm以上）と分類された．また，5腱（71.4％）に超音波検査で限局性の結節性変化が存在し，アキレス腱の肥厚は腱の退行性変性を意味し，断裂の危険因子であると結論した（EV level 7）[2].

　アキレス腱断裂の年齢別の特徴として，年齢が30歳以下の場合，アキレス腱断裂の術後の再断裂率が高いとの報告がある．アキレス腱断裂例を30歳以下の24例と31歳以上の65例に分けた結果，30歳以下では4例17％に再断裂を認めたが，31歳以上では再断裂例はなく，若年例の再断裂率が有意に高かった（$p = 0.008$）．その原因が腱の質すなわち腱の変性によるものか，術後の活動性が高いことによるものかは不明であった（EV level 6）[3].

　30歳以下の断裂例においても病理学的に腱の変性所見が高度な例があり，潜在性の高脂血症にも注意を要するとの報告もある．若年例のアキレス腱断裂の場合は腱の変性や潜在性の高脂血症にも注意して，後療法を含めた治療法を決定する必要がある（EV level 7）[4].

　アキレス腱断裂例は，コントロール群と比べてTC（total cholesterol）とLDL-C（low-density lipoprotein cholesterol）が有意に高かった（EV level 6）[5]. またアキレス腱断裂例の83％に高脂血症を認めたが，高脂血症であることを認識していた例は19％のみとの報告もある（EV level 7）[6]. 一方，case-control studyでは，アキレス腱断裂の危険因子としてのオッズ比は外傷19.2，性別男

性 3.0，肥満 2.0，ステロイド注射 2.2 であったが，高脂血症は 0.9 であった（EV level 6）[7]．

　現時点では高脂血症がアキレス腱断裂の危険因子と断定できる研究はないが，アキレス腱断裂例には高頻度に高脂血症を認め，本人が認識していない例が多いため注意が必要である．また腎臓透析や腎移植，末期の腎障害の影響を示唆する文献はそのほとんどが case series や症例報告にとどまっているが，アキレス腱断裂発生と関連があると考えられる（EV level 7）[8]（EV level 8）[9]．

文献

1) Bleakney RR, Tallon C, Wong JK, et al. Long-term ultrasonographic fearures of the Achilles tendon after rupture. Clin J Sport Med 2002; **12**: 273-278.
2) Nehrer S, Breitenseher M, Brodner W et al. Clinical and sonographic evaluation of the risk of rupture in the Achilles tendon. Arch orthop trauma Surg1997; **116**: 14-18.
3) Rettig AC, Liotta FJ, Klootwyk TE, et al. Potential risk of rerupture in primary Achilles tendon repair in athletes younger than 30 years of age. Am J Sports Med 2005; **33**: 119-123.
4) 安田稔人，木下光雄，奥田龍三ほか．成人若年例のアキレス腱断裂手術治療上の問題点．中部整災誌 2012; **55**: 473-474.
5) Ozgurtas T, Yildiz C, Serdar M, et al. Is high concentration of serum lipids a risk factor for Achilles tendon rupture? Clin Chim Acta 2003; **331**: 25-28.
6) Mathiak G, Wening JV, Mathiak M, et al. Serum cholesterol is elevated in patients with Achilles tendon ruptures. Arch Orthop Trauma Surg 1999; **119**: 280-284.
7) Seeger JD, West WA, Fife D, et al. Achilles tendon rupture and its association with fluoroquinolone antibiotics and other potential risk factors in a managed care population. Pharmacoepidemiol Drug Saf 2006; **15**: 784-792.
8) Basic-Jukic N, Juric I, Racki S, et al. Spontaneous tendon ruptures in patients with end-stage renal disease. Kidney Blood Press Res 2009; **32**: 32-36.
9) Spencer JD. Spontaneous rupture of tendons in dialysis and renal transplant patients. Injury 1988; **19**: 86-88.

Clinical Question 2

アキレス腱断裂の発生には，基盤に必ず腱の変性が存在するか

要約

●アキレス腱断裂は基盤に腱の変性が存在して発生すると考えられる．（Grade B）

背景・目的

　一般的にアキレス腱断裂の発生には，その基盤に腱の変性が存在すると考えられている．臨床において慢性のアキレス腱症などの腱の変性が示唆され，のちに断裂にいたった症例を経験することから，変性した腱は断裂にいたりやすいと推測されるが，明確な回答は得られていない．腱断裂には腱変性が必須か否かを組織学的に検証する．

解説

　397 アキレス腱を含む 891 皮下断裂腱（397 アキレス腱，302 上腕二頭筋腱，40 長母指伸筋腱，82 大腿四頭筋腱，70 その他）の手術時採取組織（断裂から 48 時間以内に採取）の病理組織像を，年齢・性別を合わせた 445 腱（生前健康であり，事故で死亡した屍体から採取）と比較検討したところ，断裂腱においては全例に組織学的に腱の異常を認め，その 97％が変性所見（hypoxic degenerative tendinopathy, mucoid degeneration, tendolipomatosis, calcifyning tendinopathy）であった．一方，コントロール群において変性所見を認めたものは 33％であった（EV level 6）[1]．

　コントロール群のアキレス腱（$n = 16$，末梢血管病変での切断例や心疾患での死亡例），アキレス腱症の腱（$n = 13$），アキレス腱断裂例の腱（$n = 35$）を組織学的に比較検討した結果，断裂腱や腱症の腱はコントロール群の腱に比較して組織学的に変性が強く，腱症よりも断裂腱で変性はより高度であった．アキレス腱症とアキレス腱断裂は組織学的に腱の変性を認め，その程度が断裂腱では統計学的に有意に高度であった（EV level 6）[2]．

　29 例のアキレス腱断裂例の断裂部，断裂部の 4 cm 近位，踵骨付着部の 1 cm 近位の 3 ヵ所から腱を採取し，心血管病変により死亡した 11 例のアキレス腱と比較した結果，断裂部だけでなく，肉眼的には正常と思われた近位部や遠位部においても組織学的には高度の異常所見があった（EV level 6）[3]．

　これらのことから，アキレス腱断裂発生には基盤に何らかの腱の変性が存在していると考えられる．しかしながら，断裂例においては腱断裂発生前の病理組織像ではなく，この部分に含みをおいて考える必要性を残している．

文献

1）Kannus P, Jozsa L. Histopathological changes preceding spontaneous rupture of a tendon. J Bone Joint Surg 1991; **73-A**: 1507-1525.
2）Tallon C, Maffulli N, Ewen SWB. Ruptured Achilles tendons are significantly more degenerated than tendinopathic tendon. Med Sci Sports Exerc 2001; **33**: 1983-1990.
3）Maffulli N, Longo UG, Maffulli GD, et al. Marked pathological changes proximal and distal to the site of rupture in acute Achilles tendon ruptures. Knee Surg Sports Traumatol Arthrosc 2011; **19**: 680-687.

第2章 病因・病態

Clinical Question 3

アキレス腱断裂を誘発する可能性のある薬物はあるか

要約

● fluoroquinolone や ciprofloxacin などの抗菌薬は，アキレス腱断裂を誘発する可能性が考えられる．特にステロイドを使用している高齢者への投与は注意を要する．（Grade B）
● ステロイド注射はアキレス腱断裂の危険因子になりうる．（Grade C）

背景・目的

　一般的に，副腎皮質ホルモンなどのある種の薬剤は，アキレス腱断裂を含むアキレス腱障害発生の危険因子と考えられている．

　なかでも抗菌薬，特に特殊環境下に投与される抗菌薬はアキレス腱断裂を誘発する可能性があるとする報告があり，アキレス腱断裂を含むアキレス腱障害発生と統計学的に有意に相関する薬剤を検討する．

解説

　fluoroquinolone とアキレス腱障害発生の相関をロジスティック回帰分析し相対リスクを検討した研究では，60 歳以上において fluoroquinolone 使用開始後 30 日以内にアキレス腱障害が発生し，特にアキレス腱断裂の相対リスク（7.1）が高く，その理由は不明ながらアキレス腱障害発生の危険因子であるとした（EV level 6）[1]．また，60 歳以上のアキレス腱断裂の 2～6％において quinolone が原因の可能性があるとし，さらに断裂のリスクはステロイド投与を併用した高齢者で最も高くなるとして，ステロイド使用患者には fluoroquinolone の使用を避けるか，別の抗菌薬への変更を試みるべきであるとした（EV level 6）[2]．

　肺移植患者における ciplofloxacin の使用と，アキレス腱断裂を含むアキレス腱障害発生との相関を検討した報告では，101 例の肺移植患者の 22 例（21.8％）がアキレス腱障害（6 例は断裂）を発生し，そのうち 20 例（5 例は断裂）は ciplofloxacin を使用しており，様々な因子のなかで唯一 ciplofloxacin 使用のみがアキレス腱障害と相関した（EV level 6）[3]．

　fluoroquinolone の使用と腱障害についての大規模な case-control study（22,194 例の腱障害と 104,906 例のコントロール）では，過去 15 日以内に fluoroquinolone を使用した例ではアキレス腱断裂のオッズ比は 4.1 となった．また，60 歳以上の fluoroquinolone 使用例ではアキレス腱断裂の発生が有意に高かった（オッズ比 2.7）．さらに fluoroquinolone とステロイドを併用した場合はアキレス腱断裂のオッズ比は 43.2 になった．高齢者におけるステロイドと fluoroquinolone の併用に注意を促している（EV level 6）[4]．

　levofloxacin とステロイド投与を受けた 4 例 7 足（平均 67.5 歳）のアキレス腱断裂例の報告では，腱断裂は levofloxacin 投与後，平均 6.2 日で発生しており，腱炎の既往のある例はなかった．ステロイドを併用すると levofloxacin による腱障害の頻度は高くなるとして，特にステロイドと levofloxacin の併用に注意を促している（EV level 7）[5]．

　levofloxacin 投与による両側アキレス腱断裂例の報告では，投与 1 週間後に痛みが生じ，2 週間後に腱が腫脹し，18 日目に両側断裂をきたしており，腱炎の所見があれば，内服を中止し，整形外科治療を開始すべきであるとした（EV level 8）[6]．

947例のアキレス腱断裂と18,940例のコントロール群の比較研究から，投与したfluoroquinoloneの総量が多いと，アキレス腱断裂のオッズ比は1.5であった．その他のアキレス腱断裂の危険因子として，外傷，男性，ステロイド注射，肥満，関節リウマチなどがあり，ステロイド注射のオッズ比は2.2であった(EV level 6)[7]．

　ステロイド投与については全身投与，局所注射ともにアキレス腱断裂を誘発するという報告がある．ステロイドの経口投与を受けたアキレス腱断裂例10例では，1例を除いて1年以上のステロイドの長期投与例であった(EV level 7)[8]．滑液包炎に対して2回のステロイド注射後に注射部の近傍でアキレス腱断裂をきたした症例から，注射前のアキレス腱実質部の変性は超音波検査上，高度ではなく，ステロイド注射による医原性の断裂と診断し，エコー下で針先の位置を十分に確認することが重要であった(EV level 8)[9]．

文献

1) van der Linden PD, Sturkenboom MC, Herings RM, et al. Fluoroquinolones and risk of Achilles tendon disorders: case-control study. BMJ 2002; **324**: 1306-1307.
2) van der Linden PD, Sturkenboom MC, Herings RM, et al. Increased risk of Achilles tendon rupture with quinolone antibacterial use, especially in the elderly patients taking oral corticosteroids. Arch Intern Med 2003; **163**: 1801-1807.
3) Chhajed PN, Plit ML, Hopkins PM, et al. Achilles tendon disease in lung transplant recipients: association with ciprofloxacin. Eur Respir J 2002; **19**: 469-471.
4) Corrao G, Zambon A, Bertú L, et al. Evidence of thedinitis provoked by fluoroquinolone treatment: a case-control study. Drug Safety 2006; **29**: 889-896.
5) Parmar C, Hennessy M. Achilles tendon rupture associated with combination therapy of Levofloxacin and steroid in four patients and a review of the literature. Foot Ankle Int 2007; **28**: 1287-1289.
6) Kowatari K, Nakashima K, Ono, A et al. Levofloxacin-induced bilateral Achilles tendon rupture: a case report and review of the literature. J Orthop Sci 2004; **9**: 186-190.
7) Seeger JD, West WA, Fife D, et al. Achilles tendon rupture and its association with fluoroquinolone antibiotics and other potential risk factors in a managed care population.Pharmacoepidemiol Drug Saf 2006; **15**: 784-792.
8) Newnham D, Douglas J, Legge J, et al. Achilles tendon rupture: an underrated complication of corticosteroid treatment. Thorax 1991; **46**: 853-854.
9) Vallone G, Vittorio T. Complete Achilles tendon rupture after local infiltration of corticosteroids in the treatment of deep retrocalcaneal bursitis. J Ultrasound 2014; **17**: 165-167.

第3章　診断

はじめに

　アキレス腱断裂かどうかにかかわらず，すべての外傷障害において正確な初期診断は病態の把握と治療方針を決定するうえで重要である．

　アキレス腱断裂の診断に関するサイエンティフィックステートメントの作成にあたり，初版では7つのリサーチクエスチョンを提示して，採択されたのべ226文献中に明示された内容から回答を求めた．

　今回は，Clinical Question は統廃合を行い，計6つとした．文献については，診断に関与すると考えられる全論文約802編のアブストラクトを吟味し，初版から引き続き採択したものはのべ56文献，新しく採択したものはのべ13文献，計のべ69文献とし，推奨度を決定した．以下にClinical Question を列記する．

　Clinical Question 1.　医療面接（問診・病歴）だけでアキレス腱断裂の診断は可能か
　Clinical Question 2.　アキレス腱断裂の診断において特徴的な臨床所見はあるか
　Clinical Question 3.　アキレス腱断裂の診断で単純 X 線検査の有用性はあるか
　Clinical Question 4.　アキレス腱断裂の診断で超音波検査の有用性はあるか
　Clinical Question 5.　アキレス腱断裂の診断で MRI の有用性はあるか
　Clinical Question 6.　アキレス腱断裂と鑑別すべき疾患は何か．また，その鑑別点は何か

　治療に際して診断が重要であることはアキレス腱断裂においても例外ではない．近年，医療技術の発展と医療機器の発達により超音波や MRI が診断の補助，病態の把握や治療の経過観察に用いられるようになってきた．

　実際の臨床の現場では，アキレス腱断裂を疑う際には特徴的な受傷時のエピソードに加え理学所見が参考にされ，ほとんどの症例において診断可能である．しかし，正確な診断のために必要な医療面接（問診）を含めた自覚症状，他覚所見および各種の画像検査法の意義や必要性に関しては，科学的かつ合理的に考慮され実際に施行されているとはいえないのが現状である．

　本章においては，アキレス腱断裂の診断のために，医療面接での重要なエピソードは何か，特徴的な局所所見は何か，信頼のおける理学所見は何かなどを科学的に検討した．また，画像検査法の必要性や意義について検討し，臨床に携わる整形外科医の診断時の参考になることを目的とした．

　アキレス腱断裂の「診断」に関しては，手術などの明らかな介入が得られる「治療」とは異なり，RCT（randomized-controlled trial）などを計画して施行することは極めて困難であり，RCT は皆無であった．しかし，過去の論文的知識や手法は，先人達が患者を詳細に問診（医療面接）し，診察した結果から導き出され，長年にわたり数多くの臨床家の基盤となり診断に用いられてきた．診断に関するこれらの論文は今回の検索範囲（2003 年〜 2014 年 5 月）以前にすでに公表されており，しかもその当時はエビデンスという概念はなかったので，そのエビデンスレベルは必ずしも高くない．しかし，これらの診断的手法に基づき，アキレス腱断裂の診断および治療などがなされており，多くの追試を受けた結果，現在まで大変貴重な論文として残っているので選択した．さらに，診断に用いられてきたエピソード，陥凹などの局所所見や理学所見に関する注意点や改善法の報告はある

が，それらを否定する論文もないことから，その学問的価値は大規模 RCT に比していささかも劣るものではない．したがって，本章における各推奨 Grade はそれほど高いものにはなっていない．また，診断の場合はオリジナルな所見や検査法が重要となるため，検索範囲を発表年までさかのぼって検索した．なお，近年は用いられなくなった侵襲を伴う検査法は今回は除外した．

本章のまとめ

まず，すべての診断の鍵となりうる問診（医療面接）は重要である．受傷時の特徴的な表現（アキレス腱部を蹴られた，ボールをぶつけられた，pop 音の聴取など）があげられ，これらを聞いただけでアキレス腱断裂と診断可能なほど特徴的なエピソードといえる．次いで，受傷時の局所所見で陥凹を触知すれば断裂が示唆される．

断裂により生じた機能の喪失を診る徒手検査として Simmonds test，Thompson test などがあげられ，補助診断として有用である．画像検査として，単純 X 線検査，computed radiography（CR），超音波検査，MRI などがあげられる．また，単純 X 線検査はアキレス腱断裂の描出としての診断的価値は低いが，骨折や骨棘障害などとの鑑別には重要である．最近の CR では断裂状況のある程度の客観的把握が可能となった．また，これらの検査は補助診断として有益であり，特に CR，超音波，MRI 検査は治療方針や治療成績にも反映されるので，フォローアップの手段としての価値も見出される．

診断に際しては，医療面接と理学所見のみで安易に診断を決めつけると，骨折を見逃したり，歩行可能ということでアキレス腱断裂を見逃す危険性もある．したがって，的確な問診や理学所見でほとんどのアキレス腱断裂の診断は可能であるが，確定診断ができない場合には，画像所見と併せて総合的な診断が必要である．

今後の課題

アキレス腱断裂の診断には，特徴的な受傷時のエピソードに加え，局所所見で陥凹の触知や Simmonds-Thompson test などの理学所見が有用であり，ほとんどの症例において診断が可能である．今後の課題として，誤診する症例の実態や特徴を検討する必要がある．また，診断法を科学的に統計処理するために，受傷時のエピソード，局所所見や理学所見の診断時の敏感度や特異度の評価，画像診断の必要性の有無などに関しては，多施設共同での研究が必要である．

Clinical Question 1

医療面接（問診・病歴）だけでアキレス腱断裂の診断は可能か

要約

●問診や病歴単独で，ある程度アキレス腱断裂を予想することは可能であるが，単独で診断を確定させうる高いエビデンスを示す文献は少ない（Grade I）．しかしながら，問診や病歴をしっかり聴取することは基本であり重要である．

背景・目的

　近年，アキレス腱断裂の診断に単純 X 線，超音波，MRI などの各種画像診断が用いられているが，あくまでも補助診断として用いるべきである．あらゆる疾病の診断において問診や病歴をしっかり聴取することは基本であり，アキレス腱断裂の診断においても当然医療面接の有用性は存在する．

解説

1）前駆症状

　43 例中 10 例（23.3％）や 244 例中 46 例（19％）で受傷前にアキレス腱部に何らかの異常を感じていた（EV level 7）[1,2]．前駆症状として歩行時や運動時の鈍痛，つっぱり感，違和感という漠然とした愁訴が多く，断裂前からアキレス腱部に変性や炎症の存在が疑われ，予防の観点からは重要な徴候である．

2）受傷時の表現（蹴られた，ボールが当たったなど）や断裂音・受傷時の表現

　「アキレス腱部を後ろから棒で叩かれたと思った」，「後ろから蹴られた，ボールをぶつけられたような衝撃を感じた」，「"ポーン"という音（pop 音）を聴取した」，「"ブチッ"という切れた音を自覚した」などがあげられ，これらを聞いただけでアキレス腱断裂と診断可能なほど特徴的なエピソードといえる．また，「足がつった」，「熱い感じがした」，「あまり強い痛みは感じなかった」と異なった表現をすることもある．一方で，スポーツの試合中で興奮状態にあったり，アルコールや薬物摂取による影響で突然の痛みや機能障害の発症時期がはっきりしない場合もある（EV level 9）[3,4]（EV level 7）[2,5,6]．

3）疼痛や跛行

　自覚症状としてはアキレス腱部痛があるが，疼痛は著しい場合と軽度の場合があり，症例によっては独歩で来院することもありうる．走ること，階段昇降やつま先歩行は不可能になるが，ベタ足歩行は可能である．このため，まれに断裂を見逃されることがあるので注意を要する（EV level 9）[3,4]（EV level 7）[5]．

文献

1) 笠次良爾，杉本和也，中山正一郎ほか．バレーボールにおけるアキレス腱断裂について―受傷機転を中心に．臨スポーツ医 1999; **16**: 369-372.
2) 中山正一郎．スポーツによる下肢の傷害―アキレス腱の断裂．保健の科学 1996; **38**: 451-455.
3) Leppilahti J, Orava S. Total Achilles tendon rupture. Sports Med 1998; **25**: 79-100.
4) Popovic N, Lemaire R. Diagnosis and treatment of acute ruptures of the Achilles tendoncurrent concepts

review. Acta Orthop Belg 1999; **65**: 458-471.

5) 萬納寺毅智．アキレス腱断裂．臨外 1990; **45**: 869-873.

6) Alfredson H, Masci L, Ohberg L. Partial mid-portion Achilles tendon ruptures: new sonographic findings helpful for diagnosis. Br J Sports Med 2011; **45**: 429-432.

Clinical Question 2

アキレス腱断裂の診断において特徴的な臨床所見はあるか

要約

● 受傷時にアキレス腱部に認められる陥凹や gap sign は特徴的な局所所見である．歩行は可能な場合はあるがつま先立ちは不可能である．

● Simmonds test, Thompson test をはじめ各種徒手検査を要す．アキレス腱 gap 部の触診，Calf squeeze test, Matles test, Copeland test, O'Brien test の各検査法のうち，2つ以上の臨床的検査法でアキレス腱断裂が示唆された場合，診断は確実と考えられる．（Grade C）

背景・目的

アキレス腱断裂の三大徴候は，①アキレス腱のレリーフが消失し陥凹（Delle）を触知，②つま先立ちは不可能，③Simmonds test, Thompson test 陽性が一般的にあげられてきた．ただし，歩行可能例も存在し，足底筋腱を触知し部分断裂と見誤ることもあり，安易な診断は要注意である．

解説

1）局所所見（陥凹と gap sign，圧痛と腫脹，足関節底屈とつま先立ち）

新鮮アキレス腱断裂の受傷時における絶対的テストは陥凹触知である．しかし，周囲の腫脹によりマスクされることもあり陳旧例では触知されないことが多い．また，その周囲に皮下出血斑を認めることもある．断裂部位や経過時間により，断裂部の陥凹の有無だけで診断すると誤診することもありうる（EV level 9）[1~3]．

アキレス腱断裂により足関節底屈筋力は低下し，つま先立ちが不能になる．しかし，足底筋，趾屈筋および後脛骨筋は正常に働くため，自動的な足関節底屈は可能であるので注意を要す．完全断裂においても 1/3 で歩行は可能であり，足底筋腱を触知し部分断裂と見誤らないことが重要である（EV level 9）[4,5]（EV level 7）[6,7]．

100 例 102 足において断裂部の自発痛 100％，圧痛 100％，腫脹 80％，皮下出血は 25％に認め，両足つま先立ちは 98.1％で不可能であったが，歩行は 36.3％で可能であった（EV level 7）[8]．

2）検査

a）Simmonds test, Thompson test, Simmonds-Thompson test

Simmonds による squeezing test の原法は腹臥位で膝伸展位にて足関節は台の端から出し，下腿を squeeze ** （圧搾，搾り出す）し，足関節が底屈しなければアキレス腱が断裂していることが示唆される（EV level 9）[9]．健側と比較すべきとされる．

Thompson test の原法は立て膝をつき膝 90°屈曲位で足関節は台の端から出し自然下垂位をとり，下腿後面中 1/3 部位を squeeze し，底屈しなければ陽性とされる（EV level 9）[10]．Thompson はアキレス腱断裂患者 19 例全例で陽性であったと報告した（EV level 7）[11]が，この方法では完全断裂やヒラメ筋成分の損失がなければ陽性に出ないこともあり，陳旧例では陰性となりやすい（EV level 9）[2]．現在では，Simmonds-Thompson test は腹臥位で膝伸展または屈曲位で施行すると表現され，偽陽性を減少させる観点から重力が加わる膝屈曲位で施行している文献が多い．

** squeeze に対する適切な訳語がないのが現状であるため上記のように記載した．

第 3 章　診断

b）knee flexion test（Matles test）

腹臥位で台の端から足部を出し，足関節を底屈位にしたまま自動運動で膝を 90° まで屈曲させる．正常では底屈位を保持できるが，中間位や軽度背屈位に落ち込んだら陽性であり，新鮮例および陳旧例とも可能なサインである．しかし，膝関節の障害で自動屈曲できない例では不可で，ポリオ，脳性麻痺，筋萎縮症などが原因でアキレス腱の緊張低下時には偽陽性となることもある（EV level 9）[2]．

c）hyperdorsiflexion sign

腹臥位で膝 90° 屈曲位とし，他動的に足関節に背屈強制を加えると，断裂側は過背屈位を呈する（EV level 9）[12]．

d）needle test（O'Brien test）

腹臥位で，無菌操作として踵骨上縁から 10 cm 近位部の腓腹部正中やや内側に 25 ゲージの針を刺入し，針先がアキレス腱を貫通せず腱内に留まるように抵抗を感じるまで刺入する．次にゆっくりと他動的に足関節の背屈底屈を交互に行い，針の中心の動きを記録する．腱の状態が正常では足の軸の動きと針の軸の動きが正反対の方向を示す．針の軸の動きがないか，足の動きの軸と同じ方向に針の軸が動けばアキレス腱の連続性の途絶を示唆する所見である．

10 例で Thompson test との比較検討を行い，Thompson test は腓腹筋筋腱移行部断裂，アキレス腱部分断裂，アキレス腱完全断裂を混同してしまうため 2 例の偽陽性を認めたが，needle test は認めなかった（EV level 7）[13]．しかし，侵襲性のある検査で推奨はできない．

e）Copeland test（水銀柱血圧計を用いての診断法）

腹臥位で膝屈曲位 90° とし水銀柱血圧計を下腿中央部に巻き 100 mmHg の圧を加えた状態で準備し，他動的に足関節を背屈させて測定する．正常では 35〜60 mmHg の圧上昇を認めるが，アキレス腱断裂では圧変化を認めない．Calf squeeze test を数値化したものと考えられ有用な検査になりうる（EV level 9）[14]．

3）臨床的検査法の比較

174 例の前向き研究で，非麻酔下と麻酔下に各々の臨床的検査法（アキレス腱 gap 部の触診，Calf squeeze test，Matles test，Copeland test，O'Brien test）を用いて比較した．gap 部の触診の感度は非麻酔下で 0.73 が麻酔下で 0.81 に増加した．Copeland test，O'Brien test の感度は 0.8 であった．Calf squeeze test では 0.96，Matles test では 0.88 と有意に有用性を認めた．すべての検査は高い陽性率を示し，検査間で有意差を認めなかった．2 つ以上の臨床的検査でアキレス腱断裂が示唆された場合には診断は確実と考えられる（EV level 2）[15]．

また，AAOS ガイドラインでは① Calf squeeze test（Thompson test），②断裂部の gap sign，③足関節底屈筋力低下，④ hyperdorsiflexion sign の 4 検査法のうち 2 つ以上の施行を推奨している（EV level なし）[16]．

文献

1）Murtagh J. Ruptured Achilles tendon. Aust Fam Physician 1991; **20**: 1509.
2）Matles AL. Ruptured of the tendon Achilles; Another diagnostic sign. Bull Hosp Joint Dis 1975; **36**: 48-51.
3）Maffulli N. Current concepts in the management of subcutaneous tears of the Achilles tendon. Bull Hosp Joint Dis 1998; **57**: 152-158.
4）Kuwada GT. Diagnosis and treatment of Achilles tendon rupture. Clin Podiatr Med Surg 1995; **12**: 633-652.
5）林　光俊，石井良章．臨床への応用—部位別　下腿（アキレス腱）．臨スポーツ医 2000; **17**（増）: 301-306.
6）中山正一郎．スポーツによる下腿の傷害—アキレス腱の断裂．保健の科学 1996; **38**: 451-455.
7）萬納寺毅智．アキレス腱断裂．臨外 1990; **45**: 869-873.

8) 林　光俊. アキレス腱皮下断裂の保存的治療. 日整会誌 1988; **62**: 471-484.

9) Simmonds FA. The diagnosis of the ruptured Achilles tendon. Practitioner 1957; **179**: 56-58.

10) Thompson TC. A test for rupture of the tendo Achillis. Acta Orthop Scand 1962; **32**: 461-465.

11) Thompson TC. Spontaneous rupture of tendon of Achilles: a new clinical diagnostic test. J Trauma 1962; **2**: 126-129.

12) Davies MS, Peereboom J, Saxby T. Hyperdorsiflexion sign in tears of the tendo Achillis. Foot Ankle Int 1998; **19**: 647.

13) O'Brien T. The needle test for complete rupture of the Achilles tendon. J Bone Joint Surg 1984; **66**-**A**: 1099-1101.

14) Copeland SA. Rupture of the Achilles tendon: a new clinical test. Ann R Coll Surg Engl 1990; **72**: 270-271.

15) Maffulli N. The clinical diagnosis of subcutaneous tear of the Achilles tendon: a prospective study in 174 patients. Am J Sports Med 1998; **26**: 266-270.

16) Chiodo CP, Glazebrook M, Bluman EM, et al. AAOS The diagnosis and treatment of the acute Achilles tendon rupture: Guideline and Evidence report. J Am Acad Orthop Surg 2010; **18**: 503-510.

第3章　診断

Clinical Question 3

アキレス腱断裂の診断で単純 X 線検査の有用性はあるか

要約

●単純 X 線像でアキレス腱断裂そのものの描出は不可能であるが，特徴的なサインや様々の計測によりアキレス腱断裂は示唆される．（Grade B）

●付着部裂離骨折は否定できる．（Grade I）

背景・目的

　整形外科分野での画像診断のなかで最も基本的な診断法は単純 X 線検査であり，シンプルで廉価である．アキレス腱断裂と決めつけて手術を施行したら付着部裂離骨折であったという教訓的症例の報告も散見される．また，軟線撮影は軟部組織損傷の描出に優れており，アキレス腱断裂を生じた際にも特徴的な画像を呈することが多い．近年は CR の普及により，さらにアキレス腱の描出が鮮明になってきた．特徴的な画像を含めて検討する．

解説

1）アキレス腱断裂の診断に単純 X 線検査は必要か

　骨の脆弱性が出現する高齢者のアキレス腱断裂では，踵骨での裂離骨折である可能性があり，高齢者では X 線検査は施行する必要性がある（EV level 8）[1].

2）単純 X 線像でアキレス腱断裂の診断は可能か

a）単純 X 線像・computed radiography（CR）

　正常足関節側面像において透亮像としてみられる後方の三角部が Kager triangle である（図1）．三角部の前縁は長母趾屈筋であり，長趾屈筋と後脛骨筋は長母趾屈筋よりも前方に存在するため，側面像では脛骨や腓骨と重なり描出されない．三角部の後縁はアキレス腱で下縁は踵骨である．側面像でアキレス腱の損傷の程度まで決定することは不可能であるが，アキレス腱断裂ではこの三角部が消失するか不明瞭となる（Kager sign 陽性）（EV level 7）[2].

　アキレス腱断裂と足関節骨折，足関節捻挫，健常者との単純 X 線像の比較検討では，アキレス腱断裂 60 例全例で Kager sign 陽性，7 例（12%）で Toygar angle 減少，29 例（48%）で Arner sign 陽性，47 例（78%）で腱肥厚（7〜16 mm，平均 12.2 mm）を認めた．アキレス腱断裂時は Kager sign 陽性が診断の指標になりうる（EV level 5）[3].

　Kager triangle：アキレス腱前縁，踵骨の上縁および趾屈筋腱の後縁で結ばれた脂肪組織で満たされている三角形の部分である．アキレス腱断裂時には，シャープな輪郭が消失し，不明瞭でギザギザ状を呈し，範囲が狭まるいわゆる "network-like shadow" が Kager sign 陽性である．

　Toygar angle：後方の皮膚表面のカーブ 150° 以下で異常（アキレス腱断裂）が示唆される．

　Arner sign 陽性：アキレス腱踵骨付着部周囲は断裂した腱が踵骨より遠ざかるカーブを描き，その近位では前方へと移動するため，腱と皮膚線とが平行に見えない状態を表す．

　アキレス腱断裂では腱の緊張が消失するため足関節は背屈位を取る傾向があるとする報告が多い．脛骨の機能軸と第 1 中足骨軸の交角を tibio-first metatarsal angle とすると，断裂群では 88°，対照群では 125° であり有意差をもってアキレス腱断裂群では足関節背屈が著明であったと報告

30

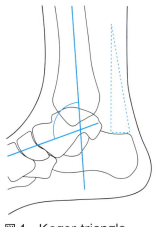
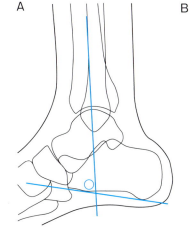
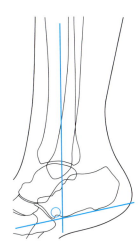

図1　Kager triangle

図2　脛踵角
A：正常，B：アキレス腱断裂

されている（図1）（EV level 2）[4]．一方，脛踵角は断裂群で大きかったという報告（図2）（EV level 4）[5]もある．アキレス腱断裂症例でも，足底筋などの機能により足関節底屈は可能である．足関節の肢位は膝関節の角度，ほかの屈筋群の作用，腹臥位か背臥位の相違，さらには重力の影響を受けるため明確に結論づけることはできなかった．

Kager triangleの異常が最もよい断裂有無の指標であった（EV level 7）[6]．

CRでは断裂状況（断裂形式・断裂範囲）のある程度の客観的把握が可能である．観察すべきポイントとしてcalcaneus spurの解離の有無，アキレス腱輪郭の不鮮明化，腱不連続性の程度やKager triangleのX線透過度減少などがあげられる．CRは通常のフィルム増感紙法より優れている（EV level 6）[7]．

アキレス腱は正常では均一なdensityで連続性のある明瞭なレリーフとして描出されるが，新鮮アキレス腱断裂例ではアキレス腱の緊張が失われ末梢断端前縁は軽度前方へ突出して腱の幅は増大し，断裂部を中心に陰影は不均一になり，腱のレリーフならびにKager triangleは断裂による血腫や浮腫のためやや不鮮明になる．CRのみでは断裂状況の把握に限界がある．陳旧例では断端の位置および離開した断端に連続する索状瘢痕組織の存在を客観的に観察できる．足関節の肢位によるアキレス腱断裂部の変化により，この観察で固定肢位を設定できる（EV level 7）[8]．

文献

1) Michael S, Banerjee A. Apparent tendo Achilles rupture in the elderly: is routine radiography necessary. Arch Emerg Med 1993; **10**: 336-338.
2) Lieber GA, Lemont H. The posterior triangle of the ankle: determination of its true anatomical boundary. J Am Podiatry Assoc 1982; **72**: 363-364.
3) Cetti R, Andersen I. Roentgenographic diagnoses of ruptured Achilles tendons. Clin Orthop 1993; **286**: 215-221.
4) Kiely PD, Baker JF. Achilles tendon rupture must be excluded in the neutral, non-fractured ankle X-ray study. J Emerg Med 2011; **41**: 718-722.
5) Pearce S, Gupte C. Hindfoot plantar flexion: a radiographic aid to the diagnosis of Achilles tendon rapture. J Foot Ankle Surg 2012; **51**: 176-178.
6) 矢野英雄．アキレス腱断裂新鮮例の保存的治療．骨折・外傷シリーズ 1988; **9**: 197-204.
7) 是永建雄，藤川隆夫，蜂屋順一ほか．アキレス腱皮下断裂のMRIおよびCR診断．日磁気共鳴医会誌 1988; **8**: 155-164.
8) 森戸俊典，浅井浩，奥田良樹ほか．アキレス腱皮下断裂に対するcomputed radiographyの有用性について．日足の外科研会誌 1990; **11**: 1187-1190.

第3章　診断

Clinical Question 4

アキレス腱断裂の診断で超音波検査の有用性はあるか

要約

● アキレス腱の断裂の診断において超音波検査（US）は非侵襲的かつ簡便な検査である．完全断裂の診断においてその診断率は高い．またアキレス腱周囲の損傷の診断や治療方法の選択，治療の経過観察において臨床的な有用性がある．（Grade B）

背景・目的

　超音波検査は筋や腱損傷において，肢位を任意に変化させた状態で構造を観察することが容易で，装置の移動が可能な点で優れている．今回はアキレス腱断裂の診断を含め，アキレス腱周囲における疾患や治療方法の選択について超音波の有用性を検討する．

解説

1）有用性の評価

　足関節の肢位を変えることにより断裂部の観察が可能で，医療費の患者負担を考慮すると超音波検査が最も有用である．しかし，断裂腱の形態の描出では精度が劣り，calcaneus spur の解離が存在する場合や，骨折の有無を調べる目的には不適である（EV level 6）[1]．

2）使用装置

　アキレス腱の診断においては 27 編の論文では 3.5～13 MHz の周波の探触子（プローブ）が使用され，使用頻度が高かったのは 7.5 MHz の探触子であった．

3）解剖

　正常アキレス腱は連続性を持つ均一な線維状の低エコーである．矢状断では均一な線維構造で内部は 6～8 本の特徴的な波状の線を認め，コラーゲン線維と疎な結合組織と筋膜に挟まれた状態になり，厚さは 4～9 mm であった．踵骨に近くなると Kager triangle（腱より低エコー）によって境界され，横断像では高エコーとして描出され，周囲との差はなく半月様の形態（half-moon-shaped）で内部は蜂の巣様（honeycomb pattern）で描出される（EV level 7）[2,3]（EV level 6）[4,5]．

4）超音波検査の有用性

　術前の超音波検査と手術所見との比較検討でその有用性が報告されている．アキレス腱に障害を持つ 79 例で完全断裂の 26 例中 25 例，部分断裂の 11 例中 8 例，アキレス腱周囲炎の 40 例中 33 例で術前の超音波診断と手術所見が一致した（EV level 7）[6]．

　オーバーユース障害のある 30 例 34 肢を対象とした報告では，術前には超音波検査で 10 例の断裂との診断であったが，11 例が手術で断裂と確認された．アキレス腱周囲炎などの炎症性の所見を 28 例に認め 27 例が手術で確認され，感度は 0.96 であった（EV level 7）[7]．

　超音波検査によりアキレス腱を検査したあと，手術を行って確認しえた 26 例（14～61 歳，平均年齢 40 歳）において 92％ の精度で完全断裂と不完全断裂または腱炎を鑑別できた（EV level 7）[8]．

　超音波検査の結果に従い 6 例で手術を行い，その所見は超音波検査によるものとほぼ同じであっ

32

た(EV level 7)[9].

　30 例 37 肢の患者に対して(男性 19 例，女性 11 例，平均年齢 35 歳)，術前の超音波検査は術中のアキレス腱断裂の評価に有用であった．感度が 0.94，特異度は 1 で正確性は 0.95 であった(EV level 6)[4].

　無症状の対照群，慢性アキレス腱炎，アキレス腱部分断裂におけるアキレス腱微小断裂の発生率，発生部位を検証した報告では，無症状の対照群で 28％に単独，5％に複数の微小断裂もしくは微小欠損が認められた．発症部位は近位部 2/3 に多く認められた(EV level 6)[10].

　アキレス腱損傷の診断の正確性の検討では，アキレス腱損傷患者 73 例に対する超音波検査でのアキレス腱の腫脹，アキレス腱の形態異常，アキレス腱断裂，アキレス腱周囲炎，組織的変化を認めない機能的障害の診断の感度は 0.72，特異度は 0.83 であった(EV level 6)[5].

　超音波検査はプロスポーツ選手などのアキレス腱断裂危険因子群で微小断裂の早期発見に役立つ(EV level 6)[10].

　アキレス腱の部分断裂の診断には超音波検査やカラードプラは有用である(EV level 7)[11].

　超音波検査は足関節動態検査が可能で，アキレス腱断裂部の接触角度を評価することで治療方針(手術または保存治療)を決定できる(EV level 7)[11].

　超音波検査で腱内の gap が 5 mm 以上で手術療法，5 mm 未満で保存治療を行い両群で良好な結果を得た(EV level 5)[12].

　術前超音波でアキレス腱の部分断裂と診断された 10 例中 8 例が手術所見では完全断裂であり，部分断裂については診断率が劣る結果であった(EV level 4)[13].

　以上の結果により，超音波検査はアキレス腱の走行異常(断裂)やアキレス腱周囲の損傷の診断，治療方針を決定するのに有用である．また，アキレス腱周囲の痛みに対し特殊な検査や治療を行う前に超音波検査を行うことが望ましい．

5）鑑別診断

　アキレス腱断裂，アキレス腱部分断裂，アキレス腱炎，踵骨後部滑液包炎，アキレス腱皮下滑液包黄色腫，ガングリオン，長母趾屈筋炎(EV level 7)[14]，アキレス腱炎，踵骨後部滑液包炎，アキレス腱縫合後，腓腹筋内側頭筋腱移行部の断裂，後果骨折などが超音波検査で鑑別可能であった(EV level 9)[15].

　後ろ向き研究として，アキレス腱断裂，アキレス腱周囲炎，アキレス腱断裂，アキレス腱の石灰化，滑液包炎，脂肪腫，異所性骨化についてアキレス腱(健側と患側)を調べ，超音波検査はアキレス腱の痛みの診断に有用であった(EV level 6)[16].

6）断裂の超音波像

　12 例全例受傷後 48 時間以内に 5 MHz プローブを用いた超音波検査を行い，アキレス腱断裂部位は低エコーの欠損像として認められた．断裂部断端は血腫により不鮮明であり，断裂部には高エコーを呈する部位が存在し，断裂部末梢側断端は肥厚した変性様の不整なエコーパターンを呈した．断端部中枢側は正常の約 2 倍に肥厚していた．3 例で，Kager triangle に不均一なエコーパターンが認められた．超音波検査はアキレス腱断裂において有用である(EV level 7)[17].

　アキレス腱完全断裂の超音波像は断裂腱断端間の局所欠損を呈する．断裂腱の断端間には無エコーか低エコーを示す血腫が満たされている．多くの例で paratenon は損傷されておらず，断裂部分を取り囲む線状エコーとして描出される．アキレス腱の完全断裂を示す sign は腱欠損部分への脂肪の脱出や断裂部分でのほつれた腱断端の屈折によるアコースティックシャドーがある．また，

第3章　診断

足底筋腱はしばしば損傷されずに残っており，アキレス腱の部分断裂と診断することがあるので注意が必要である (EV level 9)[15] (EV level 5)[18].

新鮮例ではびまん性に腫脹，全体に低エコー，断裂局所は腱内不整線状低エコーと血腫の存在を反映した低エコーの腫瘤が認められた．陳旧例では腫大した腱内に低エコー領域（貯留した液体，肉芽腫）を描出できた (EV level 9)[19].

断裂部は低エコーであり両断端部は高エコーとして描出され，腱の連続性は認めない．陳旧例では足関節の背屈で引き延ばされ細くなり，最大底屈で断裂部が縮小する傾向であった．断裂部の大部分は不規則な高エコーとして描出された．超音波検査はアキレス腱断端の状態を把握でき，治療方針の決定（客観性や再現性あり）や後療法を進めるうえでも有用である (EV level 7)[20].

7) 断裂のスクリーニング

アキレス腱痛がある患者に対してアキレス腱断裂につながると思われる臨床所見と超音波検査所見を検討した報告では，アキレス腱の肥厚を normal（＞6 mm），minimal（6～8 mm），moderate（8～10 mm），high grade（＞10 mm）に分類し，アキレス腱の所見を，diffuse，circumscribed，inhomogenous で描出した．その結果，初回調査時に 72 肢のうち 33 肢で超音波検査所見で肥厚や変化を認め，48 ± 8 ヵ月の経過観察期間中に 7 例のアキレス腱断裂が発生した．超音波検査はアキレス腱の肥厚や性状を検査するには有用で，将来に起こるアキレス腱断裂を予測しうる (EV level 7)[21].

8) 経過観察における超音波の利用

アキレス腱断裂において保存療法を行った 70 例に対し経時的に超音波検査で観察した報告では，受傷後 16 週までは断裂部が狭小した砂時計型を呈したが，20 週あたりから断裂部を中心に肥厚を呈し，全体として徐々に紡錘形への変化を認めた．また，経過中に 6 例の異常所見も認めた (EV level 7)[22].

超音波検査はアキレス腱断端の状態を把握でき，客観性や再現性もあることから治療方針の決定に有用である．また，後療法を進めるうえでも有用であった (EV level 7)[20].

文献

1) 是永建雄，藤川隆夫，蜂屋順一ほか．アキレス腱皮下断裂の MRI および CR 診断．日磁気共鳴医会誌 1988; **8**: 155-164.
2) 加藤　健，出淵　肇，藤巻有久ほか．アキレス腱断裂における超音波検査の利用．日整外超音波研会誌 1991; **3**: 64-67.
3) O'Reilly MA, Massouh H. The sonographic diagnosis of pathology in the Achilles tendon. Clin Radiol 1993; **48**: 202-206.
4) Kalebo P, Allenmark C, Peterson L, et al. Diagnostic value of ultrasonography in partial ruptures of the Achilles tendon. Am J Sports Med 1992; **20**: 378-381.
5) Kainberger FM, Engel A, Barton P, et al. Injury of the Achilles tendon: diagnosis with sonography. AJR Am J Roentgenol 1990; **155**: 1031-1036.
6) Paavola M, Paakkala T, Kannus P, et al. Ultrasonography in the differential diagnosis of Achilles tendon injuries and related disorders: a comparison between pre-operative ultrasonography and surgical findings. Acta Radiol 1998; **39**: 612-619.
7) Lehtinen A, Peltokallio P, Taavitsainen M. Sonography of Achilles tendon correlated to operative findings. Ann Chir Gynaecol 1994; **83**: 322-327.
8) Hartgerink P, Fessell DP, Jacobson JA, et al. Full-versus partial-thickness Achilles tendon tears: Sonographic accuracy and characterization in 26 cases with surgical correlation. Radiology 2001; **220**: 406-412.
9) Laine HR, Harjula AL, Peltokallio P. Ultrasonography as a differential diagnostic aid in Achillodynia. J Ultrasound Med 1987; **6**: 351-362.

10) Gibbon WW, Cooper JR, Radcliffe GS. Sonographic incidence of tendon microtears in athletes with chonic Achilles tendinosis. Br J Sports Med 1999; **33**: 129-130.

11) Poposka A, Gerorgieva D, Dzoleva-Tolevska R. Significance of ultrasound in the diagnosis and treatment of achilles tendon rupture. Prilozi. 2012; **33**: 209-216.

12) Kotnis R, David S, Handley R, et al. Dynamic ultrasound as a selection tool for reducing Achilles tendon reruptures. Am J Sports Med. 2006: **34**: 1395-1400.

13) Margetic P, Miklić D, Rakić-Ersek V, et al. Comparison of ultrasonographic and intraoperative findings in Achilles tendon rupture. Coll Antropol 2007; **31**: 279-284.

14) Wang CL, Shieh JY, Wang TG, et al. Ultrasonographic assessment of posterior heel pain. J Formos Med Assoc 1999; **98**: 56-61.

15) 高橋　周．スポーツに役立てる超音波画像診断―アキレス腱断裂と周辺疾患．Sportsmed 2009; **110**: 21-25.

16) Blankstein A, Cohen I, Diamant L, et al. Achilles tendon pain and related pathologies; Diagnosis by ultrasonography. IMAJ 2001; **3**: 575-578.

17) Maffulli N, Dymond NP, Capasso G. Ultrasonographic findings in subcutaneous rupture of Achilles tendon. J Sports Med Phys Fitness 1989; **29**: 365-368.

18) Amlang MH, Zwipp H, Freidrich A, et al. Ultrasonographic classification of Achilles tendon ruptures as a rationale for individual treatment selection. ISRN Orthopedics 2011: Doi: 10.5402/2011/869703.

19) 辰野　聡，西岡真樹子，青柳　裕．超音波診断 update スクリーニングから精査の時代へ―臓器別腱・靱帯．臨放 1998; **43**: 1587-1592.

20) 西本慎作，保脇淳之，菊池　啓ほか．アキレス腱断裂と修復の超音波画像．日足の外科会誌 1993; **14**: 147-149

21) Nehrer S, Breitenseher M, Brodner W, et al. Clinical and sonographic evaluation of the risk of rupture in the Achilles tendon. Arch Orthop Trauma Surg 1997; **116**: 14-18.

22) 林　光俊，石井良章，渡辺敬子ほか．外傷治療の controversie　腱・靱帯損傷アキレス腱新鮮皮下断裂―新鮮アキレス腱皮下断裂の保存療法超音波所見による検討を主として．別冊整形外科 2000; **37**: 226-232.

第3章　診断

Clinical Question 5

アキレス腱断裂の診断で MRI の有用性はあるか

要約

● MRI 検査はアキレス腱断裂の診断において必須ではないが，より詳細な軟部組織の情報や治療における経時的変化を詳細に把握する場合においては有用な検査である．（Grade B）

背景・目的

　MRI は非侵襲的で軟部組織における診断および評価においては非常に有効な検査である．アキレス腱断裂の診断において，その必要性ならびに有用性を検討する．

解説

1）有用性の評価

　CR と MRI の比較検討で，断裂部の情報は MRI でより詳細に得ることが可能であった．MRI の利点は，矢状断像で断裂部位や周囲の状態を描出可能なことである．また保存療法経過におけるアキレス腱の状態の把握を容易にし，再断裂を予防すると同時に，ギプス固定や運動負荷を行うための客観的情報を提供する（EV level 6）[1]．

　CT と超音波検査での評価では偽陰性の症例がみられ，MRI は他の検査法に比べてアキレス腱の術前診断として有用である（EV level 7）[2]．

　MRI はアキレス腱断端の状態を把握でき，客観性や再現性もあることから治療方針の決定や後療法を進めるうえで有用である（EV level 6）[3]．

　アキレス腱断裂における術前 MRI は診断までの期間や手術までの期間が延長し，高価でもある．MRI を行わなくても診断は可能であり MRI は必要ないという報告もある（EV level 6）[4]．

2）解剖

　MRI においてアキレス腱は T1 強調画像（T1WI）および T2 強調画像（T2WI）にて均一な低信号として描出される．通常直径は 1 cm 未満である．横断像では半月様の形態で後方に凸の状態である．Kager triangle は fat pad 像であり，T1WI で高信号として描出される（EV level 6）[5]（EV level 9）[6]．

3）断裂の所見

　MRI におけるアキレス腱の完全断裂の所見は，アキレス腱の連続性の消失，近位および遠位に腱が収縮した状態である．また，その周囲に液体の貯留を認める．部分断裂では腱は腫脹し紡錘状を示し，部分断裂部の部分に血液や液体を伴い信号強度が増強する（EV level 6）[5]．

　新鮮例では T1WI で中間信号，T2WI で高信号を呈し，陳旧例では T1WI で一部高信号を含む低〜中間信号，T2WI で高信号である（EV level 9）[6]．

　受傷からの治癒過程におけるアキレス腱の形状を dumbbell 型（28 例），tubular 型（1 例），spindle 型（7 例）で分類した報告では，spindle 型の肥厚が治癒良好な慢性期の像であった（EV level 6）[1]．

4）診断

MRIでアキレス腱に異常を認めた88例94肢の患者を対象とした研究では，36％に腱断裂を認め，対照群の7％に比べ多かった．内容は腱内断裂61％，不完全断裂17％，混合断裂9％，完全断裂13％であった (EV level 6)[7]．

MRIにおけるアキレス腱部分損傷の病型を分類し，治療法の選択に有用であるかを評価した報告では，慢性的なアキレス腱部の疼痛や同部の受傷歴のある28例(14〜82歳)をtypeⅠ（炎症反応），typeⅡ（変性），typeⅢ（不完全断裂），typeⅣ（完全断裂)の4つに分類して13例に手術を施行したところ，MRIでは手術所見と画像所見がほぼ一致していたが，CTや超音波検査での評価では偽陰性の症例がみられた．MRIは他の検査法に比べてアキレス腱の術前診断として有用である (EV level 7)[2]．

正常アキレス腱と損傷アキレス腱をMRIで比較検討した報告では，正常アキレス腱は平滑で低信号，不全断裂例はアキレス腱内に高信号領域を認めた．アキレス腱完全断裂では腱の不連続を認め，再断裂のない手術症例は手術部で信号強度の連続性を認めた．慢性アキレス腱炎ではアキレス腱のびまん性肥厚を認めた．以上より，1.5TのMRIによるアキレス腱の検査は，アキレス腱損傷の診断，治療法，リハビリテーションの進行を決定するうえで有用である (EV level 6)[3]．

文献

1) 是永建雄，藤川隆夫，蜂屋順一ほか．アキレス腱皮下断裂のMRIおよびCR診断．日磁気共鳴医会誌 1988; 8: 155-162.

2) Weinstabl R, Stiskal M, Neuhold A, et al. Classifying calcaneal tendon injury according to MRI findings. J Bone Joint Surg 1991; 73-B: 683-685.

3) Quinn SF, Murray WT, Clark RA, et al. Achilles tendon: MR imaging at 1.5T. Radiology 1987; 164: 767-770.

4) Garras DN, Raikin SM, Bhat SB, et al. MRI is unnecessary for diagnosing acute achilles tendon ruptures: clinical diagnostic criteria. Clin Orthop Relat Res 2012; 470: 2268-2273.

5) Ferkel RD, Flannigan BD, Elkins BS. Magnetic resonance imaging of the foot and ankle: correlation of normal anatomy with pathologic conditions. Foot Ankle 1991; 11: 289-305.

6) 林　光俊，石井良章．下腿（アキレス腱）．臨スポーツ医 2000; 17（増）: 301-306.

7) Haims AH, Schweitzer ME, Patel RS, et al. MR imaging of the Achilles tendon: overlap of findings in symptomatic and symptomatic individuals. Skeletal Radiol 2000; 29: 640-664.

第3章　診断

Clinical Question 6

アキレス腱断裂と鑑別すべき疾患はあるか．また，その鑑別点は何か

要約

● アキレス腱断裂の鑑別疾患については，鑑別に有用とのエビデンスが得られている臨床所見はない．（Grade I）
● しかしながら他疾患の見逃しなども考慮されるため画像検査も含め鑑別をしなければならない．X線や超音波検査が低侵襲かつ簡便で，足関節周囲疾患の鑑別に有用である．

背景・目的

　下記の疾患はいずれも下腿後面を中心に病変が存在しており，時としてその鑑別に苦慮することがある．これらの疾患について臨床症状や検査所見の違いを明確にできうるかを検討する．

解説

　アキレス腱断裂との鑑別が必要なものにはアキレス腱炎，アキレス腱周囲炎，アキレス腱付着部裂離骨折，アキレス腱付着部障害（踵骨後部滑液包炎，アキレス腱皮下滑液包炎，アキレス腱付着部炎），腓腹筋筋挫傷（いわゆる肉ばなれ），腓腹筋内側頭筋腱移行部の断裂（いわゆる tennis leg），脛骨過労性骨膜炎，疲労骨折，腓骨筋腱脱臼，後脛骨筋腱炎，長母趾屈筋腱炎などがあげられる（EV level 7）[1, 2]（EV level 9）[3]．アキレス腱断裂との臨床症状の違いを詳細に検討した研究は認めなかったが，疾患の定義から当然臨床症状の違いは存在する．各々の疾患について概説する．

　アキレス腱炎やアキレス腱周囲炎は，典型的なオーバーユースによる障害である．腱炎は腱実質内に病変が存在し，腱周囲炎は腱を包むパラテノンの炎症で起こる．腱炎は腱への高い伸張負荷により腱の微少損傷が発生し，これに対する修復反応として炎症が生じたものであり，腱周囲炎はアキレス腱のねじれや緊張により生じたものである．超音波検査において腱炎では腱実質の腫大を認め，腱周囲炎は周囲組織の肥厚や腫脹，水腫による低エコー像がみられる．MRI においては慢性的なアキレス腱炎では腱実質の肥大と腱内に不規則な高信号変化を認める（EV level 9）[4]．

　アキレス腱付着部裂離骨折は骨が脆弱化している中高年において生じることがある．鑑別には X線検査が必要である（EV level 8）[5]．

　踵骨後部滑液包炎は踵骨後上方隆起の後方への突出が病因と考えられ，アキレス腱の内側付着部に圧痛を認める．アキレス腱皮下滑液包炎は踵骨の後外側部が靴の圧迫を受けて生じる．踵骨後部滑液包炎を合併しやすく骨性隆起と軟部組織の肥厚による pump bump を呈する．アキレス腱付着部炎は踵骨後方隆起に骨棘の形成やアキレス腱内に石灰沈着を伴うこともある（EV level 9）[6]．

　腓腹筋筋挫傷（いわゆる肉ばなれ）や腓腹筋内側頭筋腱移行部の断裂（いわゆる tennis leg）は，アキレス腱部より近位での損傷で圧痛を認める．他動的な腓腹筋のストレッチで疼痛が誘発される．鑑別には Thompson test が有用である．脛骨過労性骨膜炎はいわゆるシンスプリントで脛骨中 1/3～下 1/3 の後内側に繰り返し負荷が加わることにより発症し，同部位の圧痛を認める．脛骨疲労骨折はランニングやジャンプの繰り返しにより脛骨に反復負荷が加わり発症する．脛骨上 1/3 と下 1/3 の後内側に起こる疾走型と 1/3 前方に発生する跳躍型に分類される．鑑別には X線や MRI検査が有用である．腓骨筋腱脱臼は外傷によって上腓骨筋支帯が断裂して生じ，外果後方の疼痛や圧痛を認める．抵抗下に足関節を背屈して外反させると，腓骨筋腱が腱溝を逸脱して外果に乗り上

38

げる現象を認める．後脛骨筋腱炎や長母趾屈筋腱炎は，内果後方の疼痛や圧痛を認める．後脛骨筋腱炎では抵抗下に足関節を内反して底屈させると疼痛が誘発され，長母趾屈筋腱炎では抵抗下に母趾を屈曲させると疼痛が誘発されることが多い (EV level 9)[7].

　アキレス腱断裂と他疾患との鑑別には超音波画像診断が有用である．アキレス腱炎：ドプラエコーでアキレス腱や周囲の血流増加を認める．アキレス腱縫合後：著明に腫大し不均一なエコー像を呈する．retrocalcaneal bursitis：bursa が低エコーの構造として踵骨の後上方面とアキレス腱との間に観察される．石灰化を伴う場合は石灰化の後方にアコースティックシャドーを認める．tennis leg：超音波像では腓腹筋内側頭の筋腱移行部の長軸像は鋭角から鈍角に描出され血腫を認める．後果骨折：超音波像では骨折部が確認できる (EV level 7)[8,9] (EV level 9)[10].

文献

1) Wang CL, Shieh JY, Wang TG, et al. Ultrasonographic assessment of posterior heel pain. J Formos Med Assoc 1999; **98**: 56-61.
2) 萬納寺毅智．アキレス健断裂．臨外 1990; **45**: 869-873.
3) Leppilahti J, Orava S. Total Achilles tendon rupture. Sports Med 1998; **25**: 79-100.
4) 鳥居　俊．アキレス腱炎，アキレス腱周囲炎．Orthopaedics 2002; **15**: 58-63.
5) Michael S, Banerjee A. Apparent tendo Achilles rupture in the elderly: is routine radiography necessary. Arch Emerg Med 1993; **10**: 336-338.
6) 田中康仁，高倉義典．アキレス腱損傷．関節外科 1997; **16**: 38-46.
7) 三木英之．足関節の慢性障害．Orthopaedics 2002; **15**: 46-50.
8) Poposka A, Gerorgieva D, Dzoleva-Tolevska R. Significance of ultrasound in the diagnosis and treatment of achilles tendon rupture. Prilozi 2012; **33**: 209-216.
9) Nehrer S, Breitenseher M, Brodner W, et al. Clinical and sonographic evaluation of the risk of rupture in the Achilles tendon. Arch Orthop Trauma Surg 1997; **116**: 14-18.
10) 高橋　周．スポーツに役立てる超音波画像診断—アキレス腱断裂と周辺疾患．Sportsmed 2009; **110**: 21-25.

第4章　治療

はじめに

　アキレス腱断裂の治療について初版では，2000年以前の文献調査で経皮的縫合369例を含む手術療法が4,001例，保存療法が645例と報告されており，その割合は直視下縫合78.2％，経皮的縫合9.2％，保存療法13.9％であった．一方，今回の調査対象となった2003年以降で本章に採用された文献61編を分析すると，症例数の合計は4,335例で，直視下縫合2,202例（50.8％），小皮切を含む経皮的縫合472例（10.9％），保存療法1,661例（38.3％）である．保存療法が行われる機会が飛躍的に増えていることが明らかである．保存療法の実施比率に言及した文献においても，保存療法の行われる率が上昇している[1,2]．

　文献に記されない症例や，採用されなかった文献に含まれる症例までをすべて網羅することはできないことから，推測ではあるが，初版との比較において保存療法の比率が増加する一方で，手術療法においては直視下縫合の割合は減少している．経皮的縫合あるいは小切開による縫合などの比率は減少していないことから，治療における低侵襲化が進んでいるといえる．

　アキレス腱断裂の治療を構成する要素は多様である．治療の出発点において縫合するかしないか，また縫合する場合に直視下か経皮的（小切開を含む）かに分けられる．後療法やリハビリテーションに関しては初期に外固定を行うか否か（運動させるか），荷重を早期から負荷するか否かなどの選択がある．これに加えて手術では自家組織による補強術の追加の有無や，生物学的修復促進物質の添加の有無，縫合材料の選択なども加わり，個々の症例における治療の内容は，実に多様ということができる．よい治療結果を求めるためには，これらの要素の選択判断に有用なエビデンスが必要である．しかしながら多くの要素を選択するために有用なエビデンスを含んだ臨床研究論文がすべてに揃っているとはいえない．このため，今回の改訂においては初版の内容を踏襲しつつ，Clinical Questionの構成を以下のように変更した．

Clinical Question 1. 保存療法は手術療法に対して再断裂率が高いか
Clinical Question 2. 保存療法（キャスト・装具）は有用か
Clinical Question 3. 保存療法において早期運動療法（荷重，可動域訓練）は有用か
Clinical Question 4. 経皮的縫合術は有用か
Clinical Question 5. 直視下手術において端々縫合術は有用か
Clinical Question 6. 直視下手術において初期強度を考慮した縫合術は有用か
Clinical Question 7. 直視下手術において補強術の追加は有用か
Clinical Question 8. 手術療法後の早期運動療法は有用か
Clinical Question 9. 新しい治療方法としてplatelet-rich plasma（PRP）療法は有用か

　Clinical Question 1では保存療法を行うと手術療法と比較して再断裂率が高いかを検証した．Clinical Question 2では保存療法の有用性を機能予後や合併症などから検証した．Clinical Question 3では保存療法における早期運動療法（荷重，可動域訓練）の有用性について検証した．

　Clinical Question 4では経皮的縫合術についての治療成績や，危惧される合併症から，その有用性を検証した．小切開による縫合術に関してもこのClinical Question内で検討した．

第4章　治療

　直視下縫合に関しては古典的端々縫合と，早期運動療法を前提とした縫合方法に分けて検証することとした．Clinical Question 5 において古典的な端々縫合が有用であるか否かに加えて，Clinical Question 6 では初期強度の向上を考慮した縫合について検討した．Clinical Question 7 では強度を向上させる目的で行われている自家組織による補強についても，それが推奨すべきものか否かについて検証した．

　直視下縫合では多くの術式が報告されており，そのすべてを紹介することはできないが，古典的な腱縫合法に加えてアキレス腱縫合に用いられる代表的な縫合法をシェーマとして示した．報告されている術式のほとんどはここにあげた術式，あるいはその組み合わせや変法によるものであり参考にされたい．また，縫合術式別の初期強度に関しては，臨床結果と直接の関連がないものの，屍体や動物のアキレス腱などを用いて行われた力学試験の結果が多数報告されているため，参考として添付した．

　手術療法の成績は縫合術式のみにより規定されるものではないと考えられることから，Clinical Question 8 においては手術後における早期運動療法の有用性について検証した．

　最後に，生物学的な修復促進因子が各種報告されているが，そのなかでも一般医家が行うことが可能な PRP（platelet-rich plasma）の効果について Clinical Question 9 で検証を行った．

本章のまとめ

　アキレス腱断裂における保存療法は治療として有効な手段のひとつということができる．しかし，単に患肢を固定するのではなく，治療経過のなかで荷重や関節可動域訓練を取り入れることで，成績は向上すると考えられる．一方で，再断裂の観点からは手術療法よりもその率が高いといわざるを得ない．統計学的に有意差がないとする論文も散見されるが，従来の保存療法における再断裂率は，ほぼすべての文献において手術療法の再断裂率より高い．

　しっかりとした管理のもと，患者が指示を遵守した場合には手術療法と同等の成績が得られているが，安易に保存療法を選択することは手術療法よりも高い再断裂率を招くことを理解する必要がある．ただし，保存療法において最も有利と考えられる点は合併症が少ないことである[3,4]．

　手術療法については古典的な端々縫合において治療成績は安定しているが，手術後における早期運動療法が成績を向上させることが認知されるようになった．早期運動療法をより安全に進めるためには縫合部における初期強度の向上が重要である．縫合部の初期強度を高めるための工夫は数多く試みられてきた．Krackow による locking loop 法や Silverskiold による cross-stitch 法などはその例であり，実際に動物や屍体のアキレス腱を用いた実験では古典的端々縫合よりも強度が高いとされる．腱内血流や治癒過程による生体変化は考慮されていないため，屍体実験の結果がそのまま実臨床に適用できるかは不明な点が残る．実際に術式別の再断裂率に関しては有意差が認められなかった．

　生体組織による補強は足底筋腱や腓腹筋膜，腓骨筋腱などが用いられるが，手術時間が長くなり合併症も多い一方で，非補強群との治療成績に差は見出せないことから，組織脆弱性などを有する例を除き，推奨できないものと判断された．

　治療における PRP 投与の効果に関しては一定の見解にいたらなかった．これは，PRP の作成方法が統一されていないことも要因といえそうであるが，現時点ではアキレス腱断裂の治療に PRP 投与が有用であるということはできない．

今後の課題

　治療における低侵襲化の試みは医療・医学における現在の潮流であり，今後も保存療法が増加

し，手術療法も直視下縫合よりも経皮的縫合や小切開による縫合の割合が増加するものと予想する．徐々に保存療法や低侵襲手術法の成績や安全性は向上していると考えられるが，安全で良好な成績を得るために鍵となる要因が十分に明らかにされたとはいえない．早期運動療法はその鍵のひとつと考えられるが，荷重の要素と可動域訓練の要素のそれぞれの意義については十分なエビデンスが得られていない．今後は別個の要因として検証される必要があろう．治療内容だけでなく患者の治療指示に対する遵守率も重要な要素と考えられる．

また，超音波検査の精度向上や機器のコンパクト化により，診察室内で低侵襲に断裂部を把握することが可能となってきた．今後は断裂部の状況による治療成績の差異が明らかにされ治療選択の参考になることが期待される．

文献

1）Renninger CH, Kuhn K, Fellars T, et al. Operative and nonoperative management of Achilles tendon ruptures in active duty military population. Foot Ankle Int 2016; **37**: 269-273.

2）Sheth U, Wasserstein D, Jenkinson R, et al. The epidemiology and trends in management of acute Achilles tendon ruptures in Ontario, Canada: a population-based study of 27607 patients.Bone Joint J 2017; **99-B**: 78-86.

3）Heikkinen J, Lantto I, Flinkkila T, et al. Soleus atrophy is common after the nonsurgical treatment of acute Achilles tendon ruptures: a randomized clinical trial comparing surgical and nonsurgical functional treatments. Am J Sports Med 2017; **45**: 1395-1404.

4）Lantto I, Heikkinen J, Flinkkila T, et al. A prospective randomized trial comparing surgical and nonsurgical treatments of acute Achilles tendon ruptures. Am J Sports Med 2016; **44**: 2406-2414.

第4章　治療

Clinical Question 1

保存療法は手術療法に比較して再断裂率が高いか

要約
●従来の保存療法は手術療法に比較して再断裂率が高い．（Grade A）

背景・目的

　以前より，保存療法は手術療法に比較して再断裂率が高いと報告されてきた（EV level 2）[1]（EV level 1）[2]．しかし，早期運動療法の導入により保存療法の治療成績は向上している．近年の臨床研究から保存療法と手術療法の再断裂率を比較することを目的とする．

解説

　112例のアキレス腱断裂に対して，手術療法と保存療法の臨床成績を比較した．後療法については保存療法群では8週間の短下肢キャスト固定，手術群は約12日間のキャスト固定後に装具を装着した．再断裂例は手術群59例中1例（1.7%），保存群53例中11例（20.8%）であった（$p = 0.0013$）（EV level 2）[1]．

　800例のメタアナリシスでは手術群の再断裂は173例中6例（3.5%），保存群は183例中23例（12.6%）であった（EV level 1）[2]．

　手術療法，保存療法ともに2週間のキャスト固定と6週間の装具療法を行った研究では，再断裂率は手術療法では4%，保存療法では12%であり，保存療法の再断裂率が高かったが，有意差はなかった（$p = 0.377$）．この研究では治療法にかかわらず，早期運動療法が有用であると述べている（EV level 4）[3]．

　手術療法，保存療法のシステマティックレビューでは，再断裂率は手術群3.6%，保存群8.8%であり，7論文中6論文で保存療法の再断裂率が高かった．全データを集計すると保存療法の再断裂率は有意に高かった（EV level 1）[4]．

　近年のメタアナリシスの結果から，保存療法と比較して手術療法は再断裂率を減少させるが，合併症率は増加するとの報告がある（EV level 1）[5]．

　アキレス腱断裂に対する保存療法は，ATRS（Achilles Tendon Total Rupture Score）は良好で，再断裂率，合併症も少なく，多くの患者に対して推奨できる治療法であるが，手術療法は保存療法より再断裂率が低く，つま先立ちの能力もより改善することから，適応のある患者には手術療法がよい（EV level 6）[6]．

　再断裂率については手術群441例中19例（4.3%），保存群453例中44例（9.7%）であり，再断裂率は手術療法において有意に低かった（$p = 0.002$）（EV level 1）[7]．

　メタアナリシスでは再断裂は手術療法では290例中14例（4.8%），保存療法群286例中32例（11.2%）に認め，再断裂率は保存療法群のほうが高かったが，有意差はなかった（EV level 1）[8]．

　このように近年の臨床研究からも再断裂率のみを比較した場合は，手術療法のほうが再断裂率は低く，多くの論文において統計学的にも有意な差を証明している．

文献

1) Moller M, Movin T, Granhed H, et al. Acute rupture of tendo Achillis. a prospective randomized study of comparison between surgical and non-surgical treatment. J Bone Joint Surg Br 2001; **83-B**: 843-848.
2) Khan RJK, Fick D, Keogh A, et al. Treatment of acute Achilles tendon ruptures. a meta-analysis of randomized, controlled trials. J Bone Joint Surg Am 2005; **87-A**: 2202-2210.
3) Nilsson-Helander K, Silbernagel KG, Thomeé R, et al. Acute Achilles tendon rupture: a randomized, controlled study comparing surgical and nonsurgical treatments using validated outcome measures. Am J Sports Med 2010; **38**: 2186-2193.
4) Wilkins R, Bisson LJ. Operative versus nonoperative management of acute Achilles tendon ruptures. a quantitative systematic review of randomised controlled trial. Am J Sports Med 2012; **40**: 2154-2160.
5) Erickson BJ, Mascarenhas R, Saltzman BM, et al. Is operative treatment of Achilles tendon rupture superior to nonoperative treatment? a systemic review of overlapping meta-analyses. Orthop J Sports Med 2015; **3**(4): 2325967115579188. doi: 10.1177/2325967115579188. eCollection 2015 Apr.
6) Bergkvist D, Åström I, Josefsson PO, et al. Acute Achilles tendon rupture; a questionnaire follow-up of 487 patients. J Bone Joint Surg Am 2012; **94**: 1229-1233.
7) Jiang N, Wang B, Chen A, et al. Operative versus nonoperative treatment for acute Achilles tendon rupture: a meta-analysis based on current evidence. Int Orthop 2012; **36**: 765-773.
8) van der Eng DM, Schepers T, Schep NW, et al. Rerupture rate after early weightbearing in operative versus conservative treatment of Achilles tendon ruptures: a meta-analysis. J Foot Ankle Surg 2013; **52**: 622-628.

第4章　治療

Clinical Question 2

保存療法（キャスト・装具）は有用か

要約

●保存療法はアキレス腱断裂に対する有用な治療法である．（Grade A）

背景・目的

　従来の保存療法は手術療法に比較して合併症は少ないが，再断裂率が高いと報告されている．しかし，近年，保存療法に早期運動療法を併用することにより，低い再断裂率の報告がみられる．アキレス腱断裂の治療における保存療法の有用性について検討した．

解説

　1週間の膝下キャスト固定後に足関節背屈制限装具を用いて早期運動療法を開始することによって，下肢筋群の筋力低下を防止でき，良好な修復腱が獲得できた．再断裂率は0.7％にとどまり，懸念される機能不全も少なかった（EV level 7）[1]．また，膝下キャスト固定を6週間行い，その後に短下肢装具に変更し，390例中再断裂は9例（2.3％），4ヵ月以降の再断裂はなかった．つま先立ちは5.2ヵ月で可能となり，スポーツ活動には8割が復帰した（EV level 7）[2,3]．キャストと短下肢装具による保存療法の研究では，94足中，再断裂は2足（2.1％）であり，スポーツ例を含め良好な臨床成績を報告している（EV level 7）[4]．このように本邦においても保存療法の低い再断裂率と良好な治療成績が多数報告されている．

　保存群と手術群は筋力測定結果に有意差なく，合併症の発生頻度は両群でほぼ同じで，手術療法では2例（4.4％）の再断裂と2例（4.4％）の深部感染が認められ，保存療法では5例（8.3％）の再断裂を認めたとの報告がある．どちらも良好な成績であるが，保存療法がより利点があると結論された（EV level 4）[5]．

　アキレス腱断裂の手術群（56例）と保存群（55例）にランダムに割り当てた調査では，全例受傷後4ヵ月と1年で臨床評価した．手術群のmajor合併症は再断裂3例，深部感染2例で，保存群では再断裂7例，2度の再断裂1例，腱延長1例であった．minor合併症は手術群より保存群で少なかった．手術群では受傷前と同じレベルのスポーツ活動の再開が非常に高率で，下腿筋萎縮も少なく，足関節可動域も良好で，不満も少なかった．保存療法は合併症が少ないので受け入れられる選択肢であった（EV level 2）[6]．

　共通の後療法を用いて手術療法と保存療法を行った研究では，底屈可動域，背屈可動域，下腿周長，臨床スコア（Musculoskeletal Functional Assessment Instrument）ともに差はなく，再断裂も手術群では22例中2例，保存群では23例中1例と差を認めなかった（EV level 4）[7]．

　945例のアキレス腱断裂に対して保存療法を行った報告では，受傷後4週間まではキャスト固定，完全免荷とし，その後は装具をさらに4週間装着して可動域訓練を開始し，部分荷重から全荷重を許可した．再断裂率は27例（2.8％），全例3ヵ月以内に職場復帰し，全例もとのスポーツレベルに復帰できた（EV level 7）[8]．

　新鮮アキレス腱断裂80例に対する手術療法（39足）と保存療法（41足）の比較研究では，再断裂率は手術療法5％，保存療法10％であったが有意差はなく，筋力やShort Musculoskeletal Function Assessment Questionnaire，仕事復帰やスポーツ復帰にも差は認めなかった．このことからアキレ

ス腱断裂の治療において，手術療法が保存療法と比較して機能的結果に有利な点は見出せなかったと報告している（EV level 4）[9].

メタアナリシスからは早期運動療法が行われた場合は手術療法と保存療法の再断裂率は同等であり，下腿周長，筋力，機能評価に差はなかった（EV level 1）[10].

このように近年，保存療法の低い再断裂率の報告が増え，手術に比較して保存療法の合併症は少ない．一次治癒と二次治癒という創傷治癒の観点からみると，腱断端を縫合しない保存療法は，瘢痕組織を介した腱の二次治癒を期待するものであり，血管新生，線維芽細胞の遊走と増殖，線維新生からリモデリングによる腱の治癒を目指す．組織学的にも瘢痕組織は良好な腱様組織に変化していく（EV level 7）[11]．この二次治癒の過程に早期運動療法を取り入れることでさらに良好な腱修復が期待できる．

文献

1) 古府照男，茂手木三男．スポーツ外傷による新鮮アキレス腱皮下断裂の装具療法．関節外科 1997; **16**: 669-676.

2) 林　光俊，石井良章．足部疾患の保存療法と手術療法―外傷　新鮮アキレス腱皮下断裂の保存的装具療法．新 OS NOW 2002; **15**: 204-209.

3) 林　光俊，石井良章，渡辺敬子ほか．外傷治療の controversies―腱・靭帯損傷　アキレス腱新鮮皮下断裂　新鮮アキレス腱皮下断裂の保存療法　超音波所見による検討を主として．別冊整形外科 2000; **37**: 226-232.

4) 原田豪人，藤原正利，和田山文一郎ほか．アキレス腱断裂新鮮例に対する保存的治療の成績と問題点．中部整災誌 2010; **53**: 539-540.

5) Nistor L. Surgical and non-surgical treatment of Achilles tendon rupture. a prospective randomized study. J Bone Joint Surg 1981; **63-A**: 394-399.

6) Cetti R, Christensen SE, Ejsted R, et al. operative versus nonoperative treatment of Achilles tendon rupture: a prospective randomized study and review of the literature. Am J Sports Med 1993; **21**: 791-799.

7) Twaddle BC, Poon P. Early motion for Achilles tendon ruptures: is surgery important? a randomized, prospective study. Am J Sports Med 2007; **35**: 2033-2038.

8) Wallace RG, Heyes GJ, Michael AL. The non-operative functional management of patients with a rupture of the tendo Achillis leads to low rates of re-rupture. J Bone Joint Surg Br 2011; **93-B**: 1362-1366.

9) Keating JF, Will EM. Operative versus non-operative treatment of acute rupture of tendo Achillis. a prospective randomosed evaluation of functional outcome. J Bone Joint Surg Br 2011; **93-B**: 1071-1078.

10) Soroceanu A, Sidhwa F, Aarabi S, et al. Surgical versus nonsurgical treatment of acute Achilles tendon rupture. a meta-analysis of randomized trial. J Bone Joint Surg Am 2012; **94-A**: 2136-2143.

11) Yasuda T, Shima H, Mori K, et al. Direct repair of chronic Achilles tendon ruptures using scar tissue located between the tendon stumps. J Bone Joint Surg Am 2016; **98-A**: 1168-1175.

第4章　治療

Clinical Question 3

保存療法において早期運動療法（荷重，可動域訓練）は有用か

要約

- 保存療法における早期運動療法は有用である．（Grade A）
- 早期運動療法を行うと保存療法と手術療法の再断裂率には差はない．（Grade A）

背景・目的

　近年，保存療法に早期運動療法を組み合わせることにより，保存療法の良好な治療成績の報告がみられる．従来の保存療法における高い再断裂率は長期の外固定や長期の免荷に起因すると考えられる．保存療法における早期運動療法の有用性や即時荷重の臨床成績への影響について検証する．

解説

　早期運動療法を行った手術療法（72例）と保存療法（72例）の比較研究では再断裂は手術療法2例，保存療法3例であり，有意差はなく，筋力，可動域，臨床スコアであるLeppilahtiスコアも両群間に差はなかった．一方，合併症率は手術群18％，保存群は8％であった．以上より，保存療法と早期運動療法の組み合わせを推奨している（EV level 2）[1]．

　10論文のメタアナリシスでは，早期運動療法が行われた場合は手術療法と保存療法の再断裂率は同等であった．治療法別では下腿周長，筋力，機能評価に差はなかった．これらのメタアナリシスの結果より，早期運動療法を用いれば，アキレス腱断裂の治療は保存療法を中心に考えるべきで，再断裂率は同等であり，保存療法は手術による合併症率を下げる利点があると述べている（EV level 1）[2]．

　超音波検査により保存療法の適応と固定肢位を決定し，2週間のギプス固定ののち，装具療法と早期運動療法を厳格な管理下で行った211例では，再断裂は2例（0.9％）と低い再断裂率であった（EV level 5）[3]．良好な治療成績を得た理由として，超音波検査による保存療法の適応の決定，患者のコンプライアンスと理解，医師と理学療法士間の密な連絡や厳格に管理されたリハビリテーションなどをあげている．

　140例に対するギプスと装具による保存療法では，再断裂3例（2.1％）を含め，合併症率は8％にとどまり，良好な治療成績が報告されている．しかし，経験のあるスタッフによる治療の重要性を強調しており，経験の不十分なスタッフがこの保存療法を行えば，問題が生じると述べている（EV level 7）[4]．

　その他にも早期運動療法を行った場合は手術療法と保存療法の再断裂率には差がないという報告がある（EV level 4）[5,6]．

　手術群と保存療法群をそれぞれ荷重群と非荷重群に分けて治療成績を検討した報告では，手術群においては荷重群のほうが早期の機能回復が得られた．保存群においては治療成績には差がなかったが，荷重により再断裂や腱延長が増加することはなかった（EV level 4）[7]．

　保存療法における即時荷重が臨床成績に影響を与えるかという点についても近年，いくつかの報告がある．ギプス固定後，即時荷重と8週間の免荷での保存療法の治療成績を比較した研究では荷重群3％，免荷群5％の再断裂率であり，有意差はなかった．また，仕事復帰の期間やLeppilahti score，患者満足度，痛み，スポーツ復帰についても2群間に有意差はなかった（EV level 4）[8]．

装具による保存療法においても即時荷重群と 6 週間の免荷群の再断裂率に有意差はなく，12 ヵ月時点の ATRS（Achilles Tendon Total Rupture Score）は荷重群 73 点，コントロール群 74 点であり，有意差はなかった．有意差を認めたものは健康関連 QOL のみであり，荷重群が良好であった（EV level 4）[9]．

　このように早期運動療法を用いれば，保存療法の成績の向上が証明されており，保存療法では再断裂率が高いとはいえない．また，早期荷重が臨床成績に悪影響を及ぼすことはなく，多くの論文が早期荷重を推奨している．しかし，保存療法における早期運動療法は患者側の理解とともに厳格な管理下に行う必要があり，保存療法を熟知していない医師やメディカルスタッフによる早期運動療法は再断裂率を高めることがあり注意を要する．

文献

1）Willits K, Amendola A, Bryant D, et al. Operative versus nonoperative treatment of acute Achilles tendon ruptures: a multicenter randomized trial using accelerated functional rehabilitation. J Bone Joint Surg Am 2010; **92-A**: 2767-2775.

2）Soroceanu A, Sidhwa F, Aarabi S, et al. Surgical versus nonsurgical treatment of acute Achilles tendon rupture: a meta-analysis of randomized trial. J Bone Joint Surg Am 2012; **94-A**: 2136-2143.

3）Hutchison AM, Topliss C, Beard D, et al. The treatment of a rupture of the Achilles tendon using a dedicated management programme. Bone Joint J 2015; **97-B**: 510-515.

4）Wallace RGH, Traynor IER, Kernohan WG, et al. Combined conservative and orthotic management of acute ruptures of the Achilles tendon. J Bone Joint Surg Am 2004; **86-A**: 1198-1202.

5）Nilsson-Helander K, Silbernagel KG, Thomeé R, et al. Acute Achilles tendon rupture: a randomized, controlled study comparing surgical and nonsurgical treatments using validated outcome measures. Am J Sports Med 2010; **38**: 2186-2193.

6）Twaddle BC, Poon P. Early motion for Achilles tendon ruptures: is surgery important? a randomized, prospective study. Am J Sports Med 2007; **35**: 2033-2038.

7）Costa ML, MacMillan K, Halliday D, et al. Randomised controlled trials of immediate weight-bearing mobilization for rupture of the tendo Achillis. Bone Joint J 2006; **88-B**: 69-77.

8）Young SW, Patel A, Zhu M, et al. Weight-bearing in the nonoperative treatment of acute Achilles tendon ruptures. a randomized controlled trial. J Bone Joint Surg Am 2014; **96-A**: 1073-1079.

9）Barfod KW, Bencke J, Lauridsen HB, et al. Nonoperative dynamic treatment of acute Achilles tendon rupture: the influence of early weight-bearing on clinical outcome: a blinded, randomized controlled trial. J Bone Joint Surg Am 2014; **96-A**: 1497-1503.

第4章　治療

Clinical Question 4

経皮的縫合術は有用か

要約
●アキレス腱縫合では，直視下手術と経皮的縫合術による再断裂に差を認めない．（Grade B） ●経皮的縫合術は腓腹神経損傷などの合併症を予防できれば有用な方法である．（Grade B） ●経皮的縫合術は，保存療法と比較して後療法を早く行うことができ，術後早期の筋力低下も少ない．（Grade B）

背景・目的

　経皮的縫合術は Ma & Greiffith の報告以来，直視下手術と保存療法の中間的な位置づけとして広く行われている．本術式は，早期に運動や荷重を可能にする治療法として認知されている．経皮的縫合術の問題は神経損傷などの合併症であり，合併症回避のため様々な経皮的縫合術用デバイスが開発されている．今回，経皮的縫合術とは経皮的縫合に必要な操作を行うデバイスなどを挿入するための小切開を加えるものを含むこととした．

　また，本項では直視下手術・経皮的手術の縫合法の相違により再断裂に差があるのかを検証した．

解説

　経皮的縫合は切開縫合に比べて，感染・癒着・感覚障害などの合併症の頻度が少なかった（EV level 1）[1,2]．

　Bunnell 法に準じた経皮的縫合術での腱の密着は観血的治療と同程度であり（EV level 7）[3]，再断裂率（3.2%）は高くなく，創感染，瘢痕組織や創部壊死もなかった（EV level 7）[4]．

　経皮的縫合術は，アキレス腱非損傷部の血行や epitendon を温存し，癒着を最小限にできることが利点である（EV level 6）[5]．

　経皮的縫合術は皺形成 3 例（9%），再断裂 1 例（3%），持続的な腓腹神経損傷が 1 例（3%）と合併症が少なく，美容上も優れていた（EV level 6）[6]．

　再断裂の予防には非吸収糸での経皮的縫合が重要である（EV level 7）[7]．

　断端部に 3 cm の横皮切を加えた経皮的縫合術後の MRI による修復過程の経時的形態学的観察から，保存療法群に比べ早期に十分な強度が得られている可能性が高かった（EV level 6）[8]．

　腱の後面中央線上の中枢，断裂部，末梢の 3 ヵ所に切開を加え，直視下に鋭利な 90 mm の針を刺入する方法が報告され，職場復帰までの期間は 4 週，スポーツ復帰までの期間は 16 週であった．軽い創感染 1 例と疼痛症候群が 1 例あったが，腓腹神経損傷や再断裂はなかった（EV level 7）[9]．

　経皮的縫合術をより安全にするため開発された guiding instrument を用いた方法は，小切開を加えパラテノン内で中枢側にガイドプレートを挿入し縫合針を用いて 3 ヵ所に縫合糸を通し，切開部に引き出し，末梢側でも同様の操作で縫合糸を通し縫合する．この方法で過度の切開や局所の血流障害，神経損傷，治癒の問題を避けることができる．早期機能訓練計画とともに，最小の負担で臨床的には AOFAS 評価からも高い成功率であった（EV level 7）[10]．

　経皮的縫合術では，踵骨隆起より 2～8 cm 以外の断裂，特に筋腱移行部や踵骨付着部付近の断裂や受傷後 3 週以降の陳旧例，そして再断裂例には禁忌とされる（EV level 7）[10]．

　それぞれの手術療法に関しては，①直視下手術療法群，②経皮的縫合群，③小切開追加（経皮的

50

縫合）群の比較検討を行った．下肢筋力の健側比は手術療法群 74％，経皮的縫合群 88％，小切開追加群 92％であった．MRI でも手術療法群の下腿筋区画領域は健側比で 82％，経皮的縫合群は 88％，小切開追加群では 91％であり小切開追加（経皮的縫合）群が有効であった（EV level 6）[11]．

経皮的縫合群と保存療法群の比較では，Cybex II を用いた足関節底屈筋測定の患側／健側比で，経皮的縫合群は受傷後 6.7 ヵ月で有意差を認めず，保存療法群は受傷後 8.8 ヵ月で有意差を認めなかった．また，経皮的縫合群では，足関節底筋力が術後期間の経過とともに一定の回復を示す傾向を認めた（EV level 7）[12]．

経皮的縫合術に小切開を加える方法（Achillon suture system）は確実にアキレス腱を縫合し，縫合不全を防ぎ，創トラブルも少ないため後療法を早期に行えるため，最終的に癒着や筋萎縮，可動域制限を防ぐことができた（EV level 4）[13]．

アキレス腱造影から確実に断端を接合できる症例を選択し，縫合材料を残さない目的で suture wire を使用して pull-out wire による経皮的縫合を行い，膝下キャスト固定 5 週後にワイヤーを抜去した．この方法により固定期間が短縮でき，再断裂はなく，下腿三頭筋が早期に回復するなど，良好な結果を得た．観血的縫合群や保存療法群の比較では，治療開始から数ヵ月までは保存療法群で筋力が低下しているが，1 年以上経過すると 3 グループ間に差はなかった（EV level 6）[14]．

超音波ガイドや関節鏡を併用することにより，経皮的縫合術の利点を生かしながら，特有の合併症を防止することが可能であった（EV level 6）[15]（EV level 4）[16]．

Bunnell 法を模した経皮的縫合術を施行した 132 例（平均 40.2 歳）と Kessler 法にて縫合した 105 例（平均 37.6 歳）の術後成績を比較した（すべて 18 歳以上で受傷後 7 日以内の手術であり，ステロイドの利用歴はなかった）報告では，使用した縫合糸は双方とも No.2 polyglactin であった．最短で術後 2 年経過時の再断裂率は経皮的縫合法で 5 例（3.8％），Kessler 法で 3 例（2.9％）で有意差はなかった（EV level 5）[17]．

経皮的縫合術を施行した 54 例（平均 43 歳）と Kessler 法にて縫合した 86 例（平均 45 歳）の平均 7.7 年の術後成績比較では，使用した縫合糸は双方とも No.1 polyglactin であった．再断裂率は経皮的縫合術で 5 例（9.3％），Kessler 法で 1 例（1.2％）で有意差はなかったが，Kessler 法が再断裂率は低い傾向であった（EV level 6）[18]．

経皮的縫合デバイスである Tenolig® を用いた症例と Kessler 法にて縫合した症例を比較し，術後 2 年経過時には双方とも再断裂はなかった（EV level 4）[19]．

エチボンド糸を使用した Krackow 法（double）を 20 例（平均 40.6 歳，観察期間 22.2 ヵ月）と Achillon device を用いた 20 例（平均 39.2 歳，観察期間 22.5 ヵ月）を比較した prospective randomized study において，再断裂は双方とも 1 例も認めなかった（EV level 4）[20]．

Bunnell 法にて縫合した 70 例（平均 42.3 歳）と Bunnell 法を模した経皮的縫合術を施行した 38 例（平均 41.4 歳）の術後成績の比較では，再断裂率は Bunnell 法で 4 例（5.7％），経皮的縫合術で 1 例（2.6％）であり有意差はなかったと報告している（EV level 6）[21]．

直視下手術（136 例）と経皮的縫合（141 例）を比較した 277 例のメタアナリシスでは，再断裂率が直視下手術 3 例（2.2％）と経皮的縫合 2 例（1.4％）で有意差を認めなかった（EV level 3）[22]．

文献

1) Khan RJ, Fick D, Keogh A, et al. treatment of acute Achilles tendon ruptures. a meta-analysis of randomized, controlled trials. J Bone Joint Surg 2005; **81-A**: 2202-2210.

2) Li Q, Wang C, Huo Y, et al. Minimally invasive versus open surgery for acute Achilles tendon rupture: a systematic review of overlapping meta-analyses. J Orthop Surg Res 2016; **11**(1): 65. doi: 10.1186/s13018-016-0401-2.

第 4 章　治療

3）長尾憲孝，浜西宏次．アキレス腱皮下断裂における MRI 所見および経皮縫合法の成績．臨整外 1993; **28**: 1229-1236.

4）中島浩敦，坂　賢二，加藤光康ほか．新鮮アキレス腱皮下断裂に対する経皮的縫合法の経験．臨整外 1997; **32**: 741-744.

5）Ma GW, Griffith TG. Percutaneous repair of acute closed ruptured achilles tendon: a new technique. Clin Orthop Relat Res 1977; **128**: 247-255.

6）Lim J, Dalal R, Waseem M. Percutaneous vs. open repair of the ruptured Achilles tendon; a prospective randomized controlled study. Foot Ankle Int 2001; **22**: 559-568.

7）Klein W, Lang DM, Saleh M. The use of the Ma-Griffith technique for percutaneous repair of fresh ruptured tendo Achillis. Chir Organi Mov 1991; **76**: 223-228.

8）中野哲雄，鶴田敬郎，阿部靖之ほか．MRI によるアキレス腱皮下断裂修復過程の観察―保存的療法例と手術的療法例の相違点について．整外と災外 1996; **45**: 1076-1080.

9）Webb JM, Bannister GC. Percutaneous repair of the ruptured tendo Achillis. J Bone Joint Surg 1999; **81-B**: 877-880.

10）Assal M, Jung M, Stern R, et al. Limited open repair of Achilles tendon ruptures: a technique with a new instrument and findings of a prospective multicenter study. J Bone Joint Surg 2002; **84-A**: 161-170.

11）Rebeccato A, Santini S, Salmaso G, et al. Repair of the achilles tendon rupture; a functional comparison of three surgical techniques. J Foot Ankle Surg 2001; **40**: 188-194.

12）相沢俊峰，田畑四郎，木田　浩ほか．アキレス腱断裂の保存的治療例及び経皮的縫合例における足関節底屈筋力．東北整災外紀 1990; **34**: 334-337.

13）Calder JD, Saxby TS. Early, active rehabilitation following mini-open repair of Achilles tendon rupture: a prospective study. 2005; Br J Sports Med **39**: 857-859.

14）柴田憲慶．アキレス腱断裂の経皮的縫合と適応．整・災外 1991; **34**: 573-578.

15）冬賀秀一．アキレス腱損傷の治療―最新情報とスタンダード　新鮮アキレス腱損傷に対する超音波ガイド下経皮的縫合術．MB-Orthop 2009; **22**: 25-30.

16）Tang KL, Thermann H, Dai G, et al. Arthroscopically assisted percutaneousrepair of fresh closed achilles tendon rupture by Kessler's suture. Am J Sports Med 2007; **35**: 589-596.

17）Cretnik A, Kosanovic M, Smrkolj V. Percutaneous versus open repair of the ruptured Achilles tendon. Am J Sport Med 2005; **33**; 1369-1379.

18）Miller D, Waterston S, Reaper J, et al. Conservative management, percutaneous or open repair of acute Achilles tendon rupture: a retrospective study. Scot Med J 2005; **50**; 160-165.

19）Gigante A, Moschimi A, Verdenelli A, et al. Open versus percutaneous repair in the treatment of acute Achilles tendon rupture: a randomized prospective study. Knee Surg Sports Traumatol Arthrosc 2008; **16**; 204-209.

20）Aktas S, Kocaoglu B. Open versus minimal invasive repair with Achillon device. Foot Ankle Int 2009; **30**; 391-397.

21）Haji A, Sahai A, Symes A, et al. Percutaneous versus open tendo Achillis repair. Foot Ankle Int 2004; **25**; 215-218.

22）MaMahon SE, Smith TO, Hing CB: A meta-analysis of randomised controlled trials comparing conventional to minimally invasive approaches for repair of an Achilles tendon rupture. Foot Ankle Surg 2011; **17**: 211-217.

Clinical Question 5

直視下手術において端々縫合術は有用か

要約

● 端々縫合術は再断裂率が低く有用である．（Grade A）
● 端々縫合術は活動性の高い症例にも有用である．（Grade B）

背景・目的

　端々縫合術は最も普遍的な手術方法で，単に断裂部を結節縫合する方法のほかに，Bunnell 法，Kessler 法（Kirchmayer 法，Kirchmayr-Kessler 法）などが行われる．その有用性について検証する．

解説

　手術療法，保存療法のシステマティックレビューでは再断裂率は手術群 3.6％，保存群 8.8％であり，7 論文中 6 論文で保存療法の再断裂率が高かった．全データを集計すると保存療法の再断裂率は有意に高かった（EV level 1）[1]．再断裂率については手術群 4.3％，保存群 9.7％であり，再断裂率は手術療法において有意に低かった（$p = 0.002$）（EV level 1）[2]．

　端々縫合術は患者の満足度が高く，長期的にもほぼ通常の機能を回復し，再断裂もなく 92％の患者は受傷前の活動レベルに戻った（EV level 7）[3] など，これまでに多数の報告で有用性が述べられている．Bunnell 法は局所麻酔で行え，合併症率も既報告と比較して低かった（EV level 7）[4,5]．

　ダクロン糸（非吸収糸）を用いた Bunnell 縫合は早期可動域訓練が可能で再断裂はなかった（EV level 7）[6]．

　手術療法はアキレス腱の長さを受傷前の長さに回復させることが下腿三頭筋ひいては足関節の正常な機能回復への第一歩であり，縫合方法に関しては締め込むことで腱内の血行を阻害することのある Bunnell 法ではなく，その危険の少ない Kirchmayr 法や Kessler 法がよい（EV level 6）[7]．

　端々縫合術に歩行用装具を用いた早期運動療法併用群と，8 週間のキャスト固定を行った保存療法群の比較検討から，手術群は安全で信頼度が高かった．長期的に見れば合併症がなければ両群とも機能的には良好であるが，再断裂の発生率は手術群で 1.7％（1 例 /59 例），保存群では 20.8％（11 例 /53 例）と両群間に有意差がみられた（EV level 6）[8]．

　非吸収糸を用いた looped suture 法により術直後から運動療法を行う後療法を 8 例に施行した報告では，治療期間は従来の治療法より短縮され，臨床成績は良好であった．しかし，術後早期足関節運動療法に際し，足関節の底背屈が可能な外固定を使用して再断裂を予防することが大切である（EV level 7）[9]．

　212 例のアキレス腱縫合を Bunnell 法にて行った報告では再断裂率は 10 例（4.7％）であったが，元のスポーツへの復帰率は 60％であった（EV level 5）[10]．

　modified locking Kessler 法で 21 例にアキレス腱縫合後，翌日から外来通院にて角度制限付き装具を装着のうえ運動療法を施行した報告では，術後 2 年における JSSF scale は平均 99.5 点が得られた（EV level 7）[11]．

　core Kessler 法にて 37 例のアキレス腱縫合を行った報告では，再断裂は 2 例（5.4％）にみられた．同時に行った保存療法との比較では足関節底屈筋力が有意に強かった（EV level 4）[12]．

文献

1) Wilkins R, Bisson LJ. Operative versus nonoperative management of acute Achilles tendon ruptures. a quantitative systematic review of randomised controlled trial. Am J Sports Med 2012; **40**: 2154-2160.

2) Jiang N, Wang B, Chen A, et al. Operative versus nonoperative treatment for acute Achilles tendon rupture: a meta-analysis based on current evidence. Int Orthop 2012; **36**: 765-773.

3) Soldatis JJ, Goodfellow DB, Wilber JH. End-to-end operative repair of Achilles tendon rupture. Am J Sports Med 1997; **25**: 90-95.

4) Cetti R. Complication-free Achilles tendon repair. Br J Sports Med 1982; **16**: 230-235.

5) Coutts A, MacGregor A, Gibson J, et al. Clinical and functional results of open operative repair for Achilles tendon rupture in a non-specialist surgical unit. J R Coll Surg Edinb 2002; **47**: 753-762.

6) Lieberman JR, Lozman J, Czajka J, et al. Repair of Achilles tendon ruptures with Dacron vascular graft. Clin Orthop 1988; **234**: 204-208.

7) 小林辰次, 佐藤 茂, 今井卓夫ほか. アキレス腱断裂に対する手術療法—保存療法を上まわるための改良. 整・災外 1996; **39**: 749-754.

8) Moller M, Movin T, Granhed H, et al. Acute rupture of tendon Achillis. a prospective randomised study of comparison between surgical and non-surgical treatment. J Bone Joint Surg 2001; **83-B**: 843-848.

9) 小林徹也, 宮沢 学, 前田竜智. アキレス腱断裂と観血的治療—早期可動域訓練と looped suture 法について. 北海道整外外傷研会誌 1995; **11**: 99-101.

10) van der Linden-van der Zwaag HM, Nelissen RG, Sintenie JB. Results of surgical versus non-surgical treatment of Achilles tendon rupture. Int Orthop 2004; **28**: 370-373.

11) 高尾昌人. 足の疾患—私の外来診療のコツ 足のスポーツ障害 アキレス腱断裂 早期スポーツ復帰を目指すための治療方法と後療法. MB Orthop 2007; **20**(11): 97-102.

12) Keating JF, Will EM. Operative versus non-operative treatment of acute rupture of tendo Achillis: a prospective randomised evaluation of functional outcome. J Bone Joint Surg Br 2011; **93**: 1071-1078.

Clinical Question 6

直視下手術において初期強度を考慮した縫合術は有用か

要約

●縫合方法の工夫によって初期固定力が向上することで，術後の固定期間を短縮でき，術後早期の荷重負荷が可能で，再断裂も予防できる．（Grade A）

背景・目的

　端々縫合術では術後の外固定を行うことが前提であった．早期運動を目的として初期固定力を向上するための縫合方法が考案され臨床応用されている．初期固定の検証結果や臨床成績からみた有用性について検証する．

解説

　アキレス腱新鮮損傷 144 例を手術療法と保存療法に振り分け，手術療法では Krackow type stitch pattern によるアキレス腱縫合術を 72 例に行い，術後 2 週から装具を併用してリハビリテーションを行った報告では，再断裂は 2 例（2.8％）にみられた（EV level 2）[1]．

　男性 13 例，女性 10 例の 23 例のアキレス腱断裂に対して Krackow 法による縫合術を行った報告では，6 例は元のスポーツに復帰した．早期運動療法には有用であったが，受傷前までの活動レベルには戻れていなかった（EV level 7）[2]．

　modified Kessler 法によるアキレス腱縫合を 49 例に行った報告では，術後 2 週間の膝下キャスト固定の後，歩行装具を使用した．再断裂は 2 例（4.1％）にみられ，術後 12 ヵ月の ATRS（Achilles Tendon Total Rupture Score）は平均 72.9 であった（EV level 4）[3]．

　modified Kessler 法によるアキレス腱縫合を 42 例に行ったところ，再断裂はみられず ATRS は平均 90（43〜100，中央値 94）であった（EV level 4）[4]．

　腱の血流を阻害しない Tsuge 法を改良し，これを 2 回行って，周囲にも縫合を行う double Tsuge 変法＋ simple circumferential suture による縫合術をスポーツ受傷の 31 例に行った報告では，10 日間のキャスト固定後に装具での荷重を開始した．平均 18 週で競技に復帰できた（EV level 7）[5]．

　縫合術の工夫としては，内側縦小切開の Bunnell 縫合術（EV level 7）[6]，Kessler 変法に強固な hemi-circumferential cross stitch 補助縫合を行った報告では，術翌日より自動運動療法を開始し，術後 1〜2 週で踏み返し防止の硬性装具を採型し，装具は 6〜8 週で除去した．この方法でより早期に社会復帰できた（EV level 7）[7]．

　Savage 法に cross-stitch 法を追加することで術後 1 日目からの運動療法が可能となった（EV level 7）[8]．また，術後平均 11.5 日で荷重歩行が可能となり，90.5 日で患側片脚つま先立ちが可能であった（EV level 7）[9]．

　triple bundle 法（Marti）は中枢を内外側の 2 束にして末梢を挟み込む方法で縫合し，数日間の膝下キャスト固定を行い，ただちに機能訓練を開始した．この方法は単純な縫合で安全で，後療法も患者にとって便利で，結果も良好であった（EV level 7）[10]．

　triple bundle 群 35 例と保存療法群 38 例の比較検討では，長期的な成績では両群間の AOFAS（American Orthopaedic Foot and Ankle Society による臨床評価法）hindfoot score，Cybex test での筋力や患者満足度に有意差はなかった．triple bundle 法は術後早期の荷重負荷が可能で，再断裂

は保存群のみ 3 例，手術群の合併症は深部感染 1 例（2.6％）であった．早期の後療法を望む症例や再断裂を危惧する症例には triple bundle 法による修復術を推薦するとし，手術拒否例や高い手術危険因子のある症例には，長期的にはほぼ同様の成績であることから保存療法を推奨するとしている（EV level 5）[11]．

triple bundle 法（Marti 法）とその他の術式での比較検討では，triple bundle 法は縫合部が塊状にならず，パラテノンの修復が可能で，強固な腱縫合が得られる．Bunnell 法や Kirchmayr 法施行例との比較検討では，足関節可動域が正常にいたる期間は有意に短かった（EV level 7）[12]．

triple bundle 法で縫合し，2 週間の下腿から足までのキャスト固定の後シャーレ使用とした Marti 変法を行った 38 例と，津下法で縫合し術後キャスト固定を行った 35 例の比較検討では，有意差はなかったものの可動域，走行能力，スポーツ復帰および総合評価について Marti 変法が優れていた．Marti 変法の 90％が元のスポーツに復帰しており，早期にスポーツ復帰を希望する活動的な症例に有用であった．Marti 変法は保存療法や，津下法など従来の方法による観血的治療よりも可動域の回復が早く，さらにその期間がより快適に過ごせる方法である（EV level 6）[13]．

triple bundle 法（Marti 法）は中枢を内外側の 2 束にして末梢を挟み込む方法で縫合し，数日間の膝下キャスト固定を行い，ただちに機能訓練を開始した報告では，この方法は単純な縫合で安全であり，後療法も患者にとって便利で結果も良好であったとしている（EV level 7）[10]．

断裂部を津下法でいったん固定し，断端部近位を 3 束，遠位を 2 束にそれぞれ Bunnell 法でまとめ，近位，遠位の束を挟み込むように緊張を加えて縫合する half-mini-Bunnell 法をスポーツ選手 87 例に行った報告では，平均 10.2 週でジョギング開始，5 ヵ月で元の競技に復帰した．再断裂は 1 例にみられた（EV level 7）[14]．

Uchiyama 法によるアキレス腱縫合術 100 例の術後成績において，再断裂が 2 例（2.0％）にみられたが，平均 12.3 週でジョギングが可能となり，平均 4 ヵ月でハイレベルアスリートがスポーツ復帰を果たした（EV level 7）[15]．

half-mini-Bunnell 法（内山法）によるアキレス腱縫合術後に筋力評価を行ったところ，術後 8，12，16，24 週で，健側比 81.7，89.9，99.5，100.4％であった．同法は早期のスポーツ復帰に有用であった（EV level 6）[16]．

近位を 1 束，遠位を 2 束にまとめ，V-Y formation での縫合を 64 例に行った報告では，100 日後には日常生活に全例が復帰し，再断裂は認めなかったが，13 例に何らかの感染症が合併した（EV level 7）[17]．

文献

1) Willits K, Amendola A, Bryant D, et al. Operative versus nonoperative treatment of acute Achilles tendon ruptures: a multicenter randomized trial using accelerated functional rehabilitation. J Bone Joint Surg Am 2010; **92**: 2767-2775.

2) 田中玄之．アキレス腱断裂に対する Krackow 法による縫合術の治療成績．日足の外科会誌 2010; **31**: 203-206.

3) Nilsson-Helander K, Silbernagel KG, Thomeé R, et al. Acute Achilles tendon rupture: a randomizd, controlled study comparing surgical and nonsurgical treatments using validated outcome measures. Am J Sports Med 2010; **38**: 2186-2193.

4) Olsson N, Nilsson-Helander K, Karlsson J, et al. Major functional deficits persist 2 years after acute Achilles tendon rupture. Knee Surg Sports Traumatol Arthrosc 2011; **19**: 1385-1393.

5) 野口昌彦，長沢浩治，久保俊一．Double Tsuge 変法によるアキレス腱縫合術．MB Orthop 2003; **16**(4): 39-45.

6) Park HG, Moon DH, Yoon JM. Limited open repair of ruptured Achilles tendons with Bunnel-type sutures. Foot Ankle Int 2001; **22**: 985-987.

7) 窪田秀明，占部　憲，岩本幸英．アキレス腱断裂に対する術後早期自動運動療法．整外と災外 1999; **48**: 461-464.

8) 日野敏明，山下　太．アキレス腱断裂の早期運動療法—当院における従来の後療法との比較．理療福岡 1999;

12: 55-59.

9）佛坂俊輔．アキレス腱皮下断裂に対する Savage 変法と cross-stitch 変法を併用した手術療法と早期運動療法．整スポ会誌 2011; **31**: 252-256.

10）Marti RK, van der Werken C, Schutte PR, et al. Operative repair of ruptured Achilles tendon and functional after-treatment-I. acute rupture. Neth J Surg 1983; **35**: 61-64.

11）Jaakkola JI, Beskin JL, Griffith LH, et al. Early ankle motion after triple bundle technique repair vs. casting for acute Achilles tendon rupture. Foot Ankle Int 2001; **22**: 979-984.

12）田島　宝，杉山晴敏，望月久司ほか．アキレス腱断裂に対する Marti 法の経験．日整外スポーツ医会誌 1989; **8**: 263-266.

13）藤田義嗣，冨永芳徳，青木弥寿弘ほか．アキレス腱皮下断裂に対する Marti 変法の長期成績―津下法との比較．日整外スポーツ医会誌 2001; **21**: 64-69.

14）内山英司．アキレス腱断裂に対する手術方法の改良による早期リハビリテーションの検討．日臨床スポーツ医会誌 2004; **12**: 483-487.

15）Uchiyama E, Nomura A, Takeda Y, et al. A modified operation for Achilles tendon ruptures. Am J Sports Med 2007; **35**: 1739-1743.

16）鈴木朱美，佐々木淳也，福島重宣ほか．Half-mini-Bunnell 法（内山法）によるアキレス腱縫合術後の筋力評価．日整外スポーツ医会誌 2010; **30**: 124-127.

17）Sorrenti SJ. Achilles tendon rupture: effect of early mobilization in rehabilitation after surgical repair. Foot Ankle Int 2006; **27**: 407-410.

＜参考＞

1．縫合術の初期強度に関する力学試験

　初期強度については屍体や動物を用いた力学的研究が多くみられる．直接的には臨床成績との関連性が不明であるため，Clinical Question の検証に用いるエビデンスとして取り上げていないが，参考にされたい．

　吸収性の PDS（polydioxannon）からなるより糸とモノフィラメント糸を Bunnell 法と Kessler 法で屍体アキレス腱縫合を行い，強度比較を行ったところ，モノフィラメント糸で Bunnell 法を行った場合が最も強度が高かった[18]．

　Krackow locking loop 法は Bunnell 法，Kessler 法との比較において，それぞれ屍体を用いた強度試験で 1.58 倍，1.73 倍の強度であった[19]．

　ウシのアキレス腱を用いて Krackow 法を 2 種類の縫合糸によって行い，負荷振動試験による縫合部の離開，引張試験による破断強度を評価した報告では，ポリエステルよりもポリブレンド素材（Fiberwire）がいずれの評価においても優れていた[20]．

　ウシのアキレス腱を用いて over-the-top Krackow 法と classical Krackow 法で，Ethibond No.2，No.5，Fiberwire No.2，No.5 を用いて縫合した．負荷繰り返し試験では各群間に差を認めなかったが，最大破断強度は classical Krackow 法よりも over-the-top Krackow 法のほうが高かった．結紮部の弛みは Ethibond No.2，No.5，Fiberwire No.5 を用いて over-the-top Krackow 法で縫合した場合にはみられなかった[21]．

　classical Krackow 法と giftbox 法により屍体アキレス腱の縫合を行って強度試験を行った報告では，縫合部の gap 形成や断裂について classical Krackow 法よりも giftbox 法が強度で勝っていた[22]．3 列縫合法と Krackow locking loop 法の力学的強度を比較したところ，平均破断強度は 3 列縫合法では 453（397～549）N と Krackow locking loop 法では 161（121～216）N であった．統計学的に 3 列縫合法は Krackow locking loop 法に対して破断強度が 2.8～1.0（$p < 0.001$）優れていた[23]．Dresden 法，Krackow 法，3 列 Dresden 法，modified oblique Dresden 法をウシのアキレス腱における縫合を行ってその破断強度を比較したところ，3 列 Dresden 法が最も強い強度を示した[24]．Teno Fix Tendon Repair System でのアキレス腱縫合は屍体における力学的試験で 2 strand Kessler 法よりも優れていた[25]．

第 4 章　治療

Krackow 法のみによる縫合群と Krackow 法に simple running epitenon suture を加えた群を屍体アキレス腱で比較したところ，後者が力学的に有意に優れていた[26]．Krackow 法に cross-stitch を追加したものと，simple running stitch を縫合したものを屍体アキレス腱を用いて比較したところ，cross-stitch を追加したものが力学的に優れていた[27]．

Krackow 法に cross-stitch を追加したものと，figure-of-eight 縫合を追加したものを屍体アキレス腱を用いて比較したところ，cross-stitch を追加したものが力学的に優れていた[28]．

Bunnell 法と Kessler 法を屍体アキレス腱で強度の比較を行った報告では，縫合材料が同じであれば，強度は変わらなかった[29]．

参考文献

18) Gebauer M, Beil FT, Beckmann J, et al. Mechanical evaluation of different techniques for Achilles tendon repair. Arch Orthop Trauma Surg 2007; **127**: 795-799.
19) Watson TW, Jurist K, Yang KH, et al. The strength of Achilles tendon repair: an in vitro study of the biomechanical behavior in human cadaver tendons. Foot Ankle 1995; **16**: 191-195.
20) Benthien RA, Aronow MS, Doran-Diaz V, et al. Cyclic loading of Achilles tendon repairs: a comparison of polyester and polyblend suture. Foot Ankle Int 2006; **27**: 512-518.
21) Turker M, Cetik O, Kılıçoğlu O, et al. Over-the-top knot placement technique enhances tensile stability of tendon repairs. Foot Ankle Int 2010; **31**: 1006-1013.
22) Labib SA, Rolf R, Dacus R, et al. The "giftbox" repair of the Achilles tendon: a modification of the Krackow technique. Foot Ankle Int 2009; **31**: 410-414.
23) Jaakkola JI, Hutton WC, Beskin JL. Achilles tendon rupture repair: biomechanical comparison of the triple bundle technique versus the Krakow locking loop technique. Foot Ankle Int 2000; **21**: 14-17.
24) Ortiz C, Wagner E, Mocoçain P, et al. Biomechanical comparison of four methods of repair of the Achilles tendon: a laboratory study with bovine tendons. J Bone Joint Surg Br 2012; **94**: 663-667.
25) Lewis N, Quitkin HM. Strength analysis and comparison of the TenoFix Tendon Repair System with the two-strand modified Kessler repair in the Achilles tendon. Foot Ankle Int 2003; **24**: 857-860.
26) Shepard ME, Lindsey DP, Chou LB. Biomechanical testing of epitenon strength in Achilles tendon rupture. Foot Ankle Int 2007; **28**: 1074-1077.
27) Shepard ME, Lindsey DP, Chou LB. Biomechanical comparison of the simple running and cross-stitch epitenon sutures in Achilles tendon repairs. Foot Ankle Int 2008; **29**: 513-517.
28) Lee SJ, Goldsmith S. Nicholas SJ, et al. Optimizing Achilles tendon repair: effect of epithendinous suture augmentation on the strength of Achilles tendon repairs. Foot Ankle Int 2008; **29**: 427-432.
29) Hebort M, Haber A, Zantop T, et al. Biomechanical comparison of the primary stability of suturing Achilles tendon rupture: a cadaver study of Bunnell and Kessler techniques under cyclic loading conditions. Arch Orthop Trauma Surg 2008; **128**: 1273-1277.

2．縫合術式の実際

縫合術式については数多くの方法が報告されている．文献上に紹介されたすべての術式を記載することは困難であるが，いずれの方法もいくつかの基本的縫合をベースとし，これらを改良するか，組み合わせることで構成されている．ここではその基本となる縫合方法について簡単なシェーマで紹介した（図 1：腱縫合法のシェーマ）．詳しくはオリジナルの文献[30〜38]を参照されたい．

なお，結節縫合（interrupted suture）と連続縫合（running suture）は腱縫合に限らず，すべての外科手技の基本であることから，文献は省略している．

参考文献

30) 榊田喜三郎, 廣谷速人 (編). 腱の手術. 臨床整形外科手術全書, 金原出版, 東京, p.63-102, 1995.
31) Tsuge K, Ikuta Y, Mtsuishi Y. Intra-tendinous tendon suture in the hand: a new technique. Hand 1975; **7**: 250-255.
32) Krackow KA, Thomas SC, Jones LC. A new stitch for ligament-tendon fixation. J Bone Joint Surg 1986; **68-A**: 764-766.
33) Silfverskiold KL, May EJ. Two new methods of tendon repair: an in vitro evaluation of tensile strength and

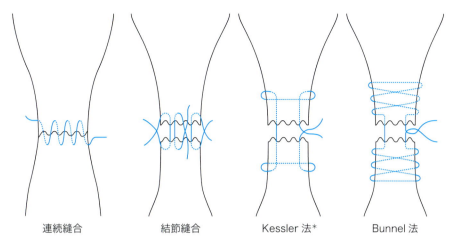

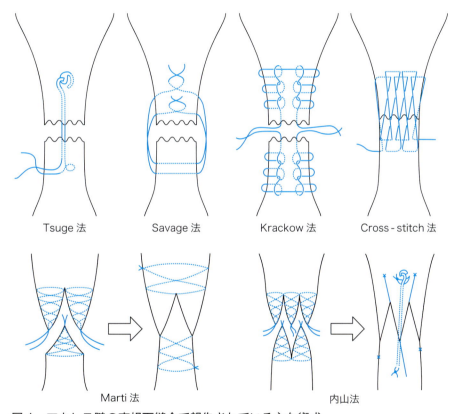

図1 アキレス腱の直視下縫合で報告されている主な術式

gap formation. J Hand Surg 1993; **18-A**: 58-65.
34) Bunnell S. Repair of tendons in the fingers and description of two new instruments. Surg Gynecol Obstet 1918; **26**: 103-110.
35) Kessler I. The "grasping" technique for tendon repair. Hand 1973; **5**: 253-255.
36) Savage R. In vitro studies of a new method of flexor tendon repair. J Hand Surg 1985; **10**: 135-141.
37) Marti RK, van der Werken C, Schutte PR, et al. Operative repair of ruptured Achilles tendon and functional after-treatment-I. acute rupture. Neth J Surg 1983; **35**: 61-64.
38) 内山英司. 新 OS NOW, メジカルビュー社, 東京, p.223-227, 2004.

第4章　治療

Clinical Question 7

直視下手術において補強術の追加は有用か

推奨

●推奨しない，否定する根拠がある．（Grade D）

背景・目的

　縫合術に自家組織による補強術を追加した場合に成績が向上するのか，また，リハビリテーションや合併症も考慮したうえで利点があるのか検討する．

解説

　端々縫合39例とLindholm法による補強術を追加した59例の比較．主観的評価や片側つま先立ち能力，下腿周径において差を認めなかった．合併症は端々縫合群で10%，補強群で24%であった（EV level 5）[1]．

　Lindholm法により54例に補強術を行った報告では，術後のAOFASスコアは95.4点でスポーツを行っていた49例中23例が元のスポーツに復帰し，25例はスポーツに制限が残った（EV level 7）[2]．

　Krackow法による端々縫合のみを行った20例とこれに腓腹筋膜による補強を追加した18例の比較では，疼痛や足関節可動域の回復の点で術後6ヵ月の時点で端々縫合のみのほうが優れていた．しかし，手術時間は補強群で29分長く，皮膚切開は7cm長かった（EV level 4）[3]．

　端々縫合12例とLindholm法による補強術を追加した12例の比較．端々縫合群では2例の再断裂があった一方で，補強群では再断裂は生じなかったが有意差はなかった（EV level 4）[4]．

　Krackow法による端々縫合のみを行った14例とこれに足底筋腱による補強を追加した16例の比較では，足関節可動域，下腿周径，AOFASスコアに有意差はなかった．補強群では腱の変形や創部の肥厚がみられた（EV level 4）[5]．

　断裂部にfibrin glueを加えた群と，fibrin glueを加えてさらに足底筋腱で補強した群の比較では，臨床成績に有意差はなかった（EV level 4）[6]．

　Krackow法による端々縫合のみを行った32例とこれにSilfverskiold法に従った腓腹筋膜による補強を追加した28例の比較では，Leppilahtiらのスコアによる評価や下腿筋力において有意差はなかった．一方で手術時間は補強群において平均25分長く，皮膚切開は補強群で平均7cm長かった（EV level 4）[7]．

　競技レベル選手82例にBunnell縫合による端々縫合術を行い，さらに63例で足底筋腱による補強，19例で下腿三頭筋腱の遊離移植による補強術を行った報告では，平均6.2ヵ月でスポーツに復帰し，再断裂は認めなかった（EV level 7）[8]．

　短腓骨筋腱による補強術を22例に行った報告では，再断裂は認めなかったが，皮膚に関する合併症が3例にみられた（EV level 7）[9]．

　ステロイド使用患者などの腱脆弱例では，足底筋腱や長掌筋腱を用いた補強術の成績がよかった（EV level 8）[10]．

　端々縫合群28例と筋膜弁での補強群27例を平均14年後の成績で比較した報告では，補強群の優位性は見出せなかった（EV level 4）[11]．

60

文献

1）Nyyssonen T, Saarikoski H, Kaukonen JP, et al. Simple end to end suture versus augmented repair in acute Achilles tendon rupture; a retrospective comparison in 98 patients. Acta Orthop Scand 2003; **74**: 206-208.

2）Garabito A. Augmented repair of acute Achilles tendon ruptures using gastrocnemius-soleus fascia. Int Orthop (SICOT) 2005; **29**: 42-46.

3）Santra S, Sarkar PS, Latif A, et al. Augmente versus non-augmented open repair of fresh tendon-schilles injury: a prospective randomized study. J Indian Med Assoc 2012; **110**: 776-778.

4）Tezeren G, Kuru I. Augmentation vs nonaugmentation techniques for open repairs of Achilles tendon ruptures with early functional treatment: a prospective randomized study. J Sports Sci Med 2006; **5**: 607-614.

5）Aktas S, Kocaoglu B, Nalbantoglu U, et al. End-to-end versus augmented repair in the treatment of acute Achilles tendon ruptures. J Foot Ankle Surg 2007; **46**: 336-340.

6）Hohendorff B, Siepen W, Staub L. Treatment of acute Achilles tendon rupture: fibrin glue versus fibrin glue augmented with plantaris longs tendon. J Foot Ankle Surg 2009; **48**: 439-446.

7）Pajala A, Kangas J, Siira P, et al. Augmented compared with nonaugmented surgical repair of a fresh total avhilles tendon rupture: a prospective randomized study. J Bone Joint Surg Am 2009; **91**: 1092-1100.

8）中村恭啓，島本一紀，柚木　脩．アキレス腱断裂に対し，初回手術に再建術を施行した症例の検討．中部整災誌 2010; **53**: 541-542.

9）Singh A, Naq K, Gupta RC, et al. Repair of Achilles tendon rupture with peroneal brevis tendon augmentation. J Orthop Surg (Hong Kong) 2014; **22**: 52-55.

10）安田稔人．新鮮アキレス腱損傷に対する観血的縫合術―早期治癒のための補強法．MB Orthop 2009; **22**(1): 39-45.

11）Heikkinen J, Lantto I, Flinkkilä T, et al. Augmented compared with nonaugmented surgical repair after total Achilles rupture: results of a prospective randomized trial with thirteen or more years of follow-up. J Bone Joint Surg Am 2016; **98**: 85-92.

第 4 章　治療

Clinical Question 8

手術療法後の早期運動療法は有用か

要約
●手術療法の術後の過程において早期運動療法は有用である．（Grade A） ●術後に装具を使用しての早期運動療法は術後キャスト固定群と比較して良好な治療結果が得られる．（Grade B） ●早期運動療法群では筋力の低下を予防することができるが，十分な後療法の指導が必要である．（Grade B）

背景・目的

　手術療法の術後の過程における早期運動療法の有用性について検証する．早期荷重の効果，早期運動療法の効果を個別に検証し，早期荷重と早期可動域訓練が組み合わせて行われた効果についても検証する．また，手術療法の術後装具併用による早期運動療法の有用性について，治療成績や術後キャスト固定との比較から検証する．

解説

1）早期荷重について

　7 編の RCT から手術療法，保存療法ともに 4 週未満の荷重開始と 4 週以後の荷重開始を比較した報告では，再断裂率は 4 週未満の荷重開始群では手術療法 4%，保存療法 12%，一方で 4 週以後の荷重開始群では手術療法 6%，保存療法 10% であった（EV level 1）[1]．

　9 編の RCT あるいは CCT から手術療法ならびに保存療法における早期荷重（1 週間以内の荷重開始）の結果を解析した報告では，再断裂率は手術療法において 2.5%，保存療法においては 7.4% で，早期荷重は安全であった（EV level 1）[2]．

　手術療法後にキャスト固定のうえ免荷とした群と装具装着で全荷重とした群の比較では，荷重群ではスポーツ復帰が早く，腓腹筋の筋力低下も少なかった（EV level 4）[3]．

　half-mini-Bunnell 法（内山法）にて縫合術を行った後，術後 5 日から膝下キャスト固定にて全荷重を許可し，3〜4 週後にキャストを除去した報告では再断裂例はなかった（EV level 7）[4]．

　手術療法後に踵を 7 cm 高くしたアキレス腱ブーツを用いて荷重を許可した報告では，下肢の筋萎縮は最終調査時で下腿周径は健側比 −2.9%，大腿周径は健側比 −0.6% にとどまり，再断裂はなかった（EV level 7）[5]．

　手術療法後に 1 週間の下腿キャスト固定および免荷を行った後，歩行ギプスに変更し，術後 2 週で歩行装具に変更して全荷重とした報告では，術後 12 週で半数の症例が片脚つま先立ち可能となり，スポーツにおける試合復帰は術後平均 5 ヵ月であった（EV level 7）[6]．

　double Tsuge 変法による縫合術後平均 10 日にて短下肢装具にて荷重を許可した報告では，12 週後にランニングが可能となり 18 週で競技に復帰した．再断裂は認めなかった（EV level 7）[7]．

　術後装具療法で早期運動療法を行うことはリハビリ期間が短期で，再断裂や創に関する合併症もなく，筋萎縮を最小限にとどめ，足関節拘縮も予防でき，スポーツ復帰も早期であった（EV level 7）[8]．

　術後に 6 週間以上キャスト固定した群 10 例と歩行靴を用いて早期荷重歩行した群 10 例に対し Cybex II を用いて下腿三頭筋の最大筋力や耐久性について検討した報告では，両群間に有意差は

62

なかった．表面筋電図からも歩行靴で十分な筋弛緩が得られることが確認できた（EV level 7）[9]．

2）早期可動域訓練

手術療法後の装具療法群と 8 週間キャスト固定を行った保存療法群の比較研究から再断裂率は手術群で 1.7％，保存群で 20.8％であり，特に再断裂の予防には有用であった（EV level 2）[10]．

手術療法後のリハビリテーションプロトコールを免荷での可動域訓練開始とする群と術後 4 週で荷重開始，6 週で可動域訓練を開始する 2 群に分けて比較した報告では，早期に荷重，可動域訓練を開始した群では筋力，患者満足度，リハビリテーション期間，社会復帰までの期間において有利であった（EV level 4）[11]．

端々縫合術の早期運動療法併用群と保存療法群の比較検討から，手術療法で歩行用装具を用いて早期運動療法を行う方法は安全で信頼度が高かった．長期的に見れば合併症がなければ両群とも機能的には良好であるが，再断裂の発生率は手術群で 2.2％（1 例 /46 例）で，8 週間のキャスト固定を行った保存療法の 20.8％（11 例 /53 例）と両群間に差がみられた（EV level 6）[12]．

断裂部の小横切開で近位部より 3 本のワイヤーを挿入し断裂部を通して両端を皮膚上にアンカーで固定し，ワイヤーは 4 週で抜去した．術後に装具の併用により早期運動療法を行い，特別なリハビリテーションの必要性はなかった．荷重は 2 ヵ月で開始し，超音波，臨床所見からも早期の運動療法の併用は癒着を防止し，十分な関節可動域が確保された．術式は容易で血流障害もなく，腱短縮も予防できた（EV level 6）[13]．

Kessler 縫合術後のキャスト固定群と機能的装具群に分けた下肢機能面から見た回復状況の検討では，両群ともに術後の下肢機能は術後 12 週で健側と同等に回復し，下肢の運動機能の回復には関与しなかった（EV level 6）[14]．

Novel 法を用いて手術を行った後，ただちに可動域訓練を開始し，背屈が 0°以上となれば踵の補高を行って 1 週間以内に部分荷重を開始し，4 週間で全荷重とした結果，合併症なく良好な結果であった（EV level 7）[15]．

術後早期運動療法は急速に通常活動に回復でき，再断裂もなく，超音波検査からも満足できる回復を示した（EV level 7）[16]．

Kessler 法に準じて 2 ヵ所の縫合後，縫合部周囲にワイヤー（軟鋼線）を追加し，外固定は 3 日間で終了し，ワイヤーは 4 週で抜去した．早期運動療法は足関節機能の早期回復，ADL の早期獲得に有用であり再断裂はなかった（EV level 7）[17]．

3）荷重と可動域訓練

術後に可動キャスト群（mobile 群：30 例）と不動膝下キャスト群（rigid 群：30 例）を比較検討した．術後 1 年での合併症は，mobile 群で再断裂 1 例，rigid 群で再断裂 2 例と感染 1 例であった．受傷後 1 年の調査では mobile 群の 80％が断裂前と同レベルのスポーツ活動性を示し，rigid 群（50％）と有意差を認めた．mobile 群の足関節可動域は正常で，より早く，よりよい回復を呈した．mobile 群の少数で腓腹筋萎縮を認め，1 年後にも問題を抱えていた．mobile 群は休職期間が有意に短期であった．術後 1 年の X 線評価から，mobile 群での腱の過伸長は少なかった．術後の可動キャストの使用は，従来の不動膝下キャストより安全で便利で治療上好ましいと判明した（EV level 2）[18]．

術後装具療法の早期可動群とキャスト固定群の比較検討では，早期可動群の足関節可動域制限は少なく，原職復帰やスポーツ復帰も固定群より早期で，腱と皮膚の癒着が少なく，満足できる結果であった．腱の過延長はなく，底屈力や可動域は両群間に有意差はなかった（EV level 2）[19]．

術後にブーツ型装具を使用し，早期荷重歩行および足関節自動運動による後療法を行った報告で

第4章　治療

は，再断裂は3例（5.4％），ADLと可動域は良好で満足すべき結果を得たが，下腿筋萎縮と腱肥厚は長期にわたり残存していた．術後の装具療法は早期の原職復帰が可能で有用であった（EV level 6）[20].

術後の半硬性ラップ（装具）可動群とキャスト固定群の比較では，可動群では入院期間も短期でスポーツ復帰も早期であったが，下腿筋萎縮は可動群4例（25.0％），固定群3例（13.0％）で，再断裂は固定群に1例であり，半硬性ラップ（装具）可動群が良好な成績であった（EV level 6）[21].

Kirchmayer縫合術後に4週間キャスト固定し，2週間後から部分荷重を開始した群と，Krackow縫合後にただちに可動域訓練を開始し翌日からブーツ装具にて部分荷重，1週後から全荷重にした群を比較した報告では，早期に荷重・可動域訓練を開始した群で可動域の回復や社会復帰時期が早かった（EV level 6）[22].

Lim&Tsai法にcross-stitch法を組み合わせて縫合後，ただちに可動域訓練を開始した報告では，歩行時は1週間シーネ固定とし，その後はサポータに変更し，術後2週からは片松葉杖補助による歩行を許可した．72％の患者が4ヵ月以内にスポーツ復帰できた（EV level 7）[23].

cross-stitch法による縫合後翌日から可動域訓練を施行し，背屈0°となったらサポータ装着により1/4荷重，2〜3週後に全荷重を許可した報告では，平均8.6週で片脚つま先立ちが可能となり，平均13週でスポーツ復帰した（EV level 7）[24].

Savage変法とcross-stitch法を組み合わせて縫合後，シーネ固定とし可動域訓練を行った報告では，術後10〜12日でシーネを除去して全荷重を許可した．再断裂はなく片脚でのつま先立ちは平均90.5日で可能となった（EV level 7）[25].

術後2週より足関節背屈制限装具（4週間）を用いて早期の運動療法と荷重歩行訓練を行った報告では，良好な結果が得られた（EV level 7）[26].

4）術後装具療法

背屈制限付き歩行装具を用いた術後運動療法は早期の足関節可動域訓練，荷重歩行が可能であり，再生腱の質的向上も期待できる（EV level 6）[27].

術後装具療法で早期運動療法を行うことはリハビリ期間が短期で，再断裂や創に関する合併症もなく，筋萎縮を最小限にとどめ，足関節拘縮も予防でき，スポーツ復帰も早期であった（EV level 7）[8].

術後にブーツ型装具を使用し，早期荷重歩行および足関節自動運動による後療法を行った報告では，再断裂は3例（5.4％），ADLと可動域は良好で満足すべき結果を得たが，下腿筋萎縮と腱肥厚は長期にわたり残存していた．術後の装具療法は早期の原職復帰が可能で有用であった（EV level 6）[20].

筋力の早期回復のためには，断端の状況に応じて腱性癒合を早める方法を選び，固定期間を短くし，早期に後療法を開始することが必要である（EV level 6）[28].

断裂部の小横切開で近位部より3本のワイヤーを挿入し断裂部を通して両端を皮膚上にアンカーで固定し，ワイヤーは4週で抜去した．術後に装具の併用により早期運動療法を行い，特別なリハビリテーションの必要性はなかった．荷重は2ヵ月で開始し，超音波，臨床所見からも早期の運動療法の併用は癒着を防止し，十分な関節可動域が確保された．術式は容易で血流障害もなく，腱短縮も予防できた（EV level 6）[13].

手術療法後の装具療法群と8週間キャスト固定を行った保存療法群の比較研究から，再断裂は手術群で1.7％，保存群で20.8％であり，特に再断裂の予防には有用であった（EV level 2）[10].

端々縫合術の早期運動療法併用群と保存療法群の比較検討から，手術療法で歩行用装具を用いて早期運動療法を行う方法は安全で信頼度が高かった．長期的に見れば合併症がなければ両群とも機

能的には良好であるが，再断裂の発生率は手術群で 2.2％（1 例 /46 例）で，8 週間のキャスト固定を行った保存療法の 20.8％（11 例 /53 例）と両群間に差がみられた（EV level 6）[12]．

経皮的縫合でも早期可動域訓練は腓腹筋萎縮を予防できて有用であり，術後の長期キャスト固定は有用でない（EV level 6）[29]．

術後装具固定，術直後より歩行開始し，術後 6〜8 週で装具を除去した症例では，再断裂もなくスポーツ復帰は平均 6.4 ヵ月であり，良好な成績を得られた（EV level 4）[30]．

アキレス腱断裂術後早期荷重群と非荷重群では，術後早期に有意差を認めるも術後 6 ヵ月の時点では有意差はなかった（EV level 2）[31]．

5）術後装具療法と術後キャスト固定法の比較

術後に半硬性ラップ（装具）可動群とキャスト固定群の比較では，可動群では入院期間も短期でスポーツ復帰も早期であったが，下腿筋萎縮は可動群 4 例（25.0％），固定群 3 例（13.0％）で，再断裂は固定群に 1 例で可動群が有用であった（EV level 6）[21]．

術後に 6 週間以上キャスト固定した群 10 例と歩行靴を用いて早期荷重歩行した群 10 例に対し Cybex II を用いて下腿三頭筋の最大筋力や耐久性を検討した報告では，両群間に有意差はなかった．表面筋電図からも歩行靴で十分な筋弛緩が得られることが確認できた（EV level 7）[9]．

Kessler 縫合術後のキャスト固定群と機能的装具群に分けた下肢機能面から見た回復状況の検討では，両群ともに術後の下肢機能は術後 12 週で健側と同等に回復した，下肢の運動機能の回復には関与しなかった（EV level 6）[14]．

アキレス腱断裂術後早期運動療法はより早い社会復帰を可能とし有用である（EV level 4）[32]．

文献

1）Van de Eng DM, Schepers T, Goslings JC, et al. Rupture rate after early weightbearing in operative versus conservative treatment of Achilles tendon ruptures: a meta-analysis. J Foot Ankle Surg 2013; **53**: 622-628.
2）Kearney RS, McGuinnes KR, Achten J, et al. A systematic review of early rehabilitation methods following a rupture of the Achilles tendon. Physiotherapy 2012; **98**: 24-32.
3）Costa ML, Shepstone C, Darrah C, et al. Immediate full-weight-bearing mobilization for repaired Achilles tendon ruptures: a pilot study. Injury 2003; **34**: 874-876.
4）鈴木朱美, 佐々木淳也, 福島重宣ほか．Half-mini-Bunnell 法（内山法）によるアキレス腱縫合術後の筋力評価．日整外スポーツ医会誌 2010; **30**: 124-127.
5）藤井裕之，三好智之．アキレス腱断裂に対する術後早期運動療法の治療成績．日足の外科会誌 2005; **26**: 7-10.
6）内山英司．アキレス腱断裂に対する手術方法の改良による早期リハビリテーションの検討．日臨スポーツ医会誌 2004; **12**: 483-48.
7）野口昌彦，長沢浩治，久保俊一．Double Tsuge 変法によるアキレス腱縫合術．MB Orthop 2003; **16**(4): 39-45
8）Speck M, Klaue K. Early full weightbearing and functional treatment after surgical repair of acute Achilles tendon rupture. Am J Sports Med 1998; **26**: 789-793.
9）苛原　実，佐藤喜三郎．補高靴を用いたアキレス腱断裂治療法の検討．整・災外 1987; **30**: 85-88.
10）Moller M, Lind K, Movin T, et al. Calf muscle function after Achilles tendon rupture. a prospective, randomized study comparing surgical and non-surgical treatment. Scand J Med Sci Sports 2002; **12**: 9-16.
11）Maffulli N, Tallon C, Wong J, et al. Early weightbearing and ankle mobilization after open repair of acute midsubstance tear of the Achilles tendon. Am J Sports Med 2003; **31**: 692-700.
12）Moller M, Movin T, Granhed H, et al. Acute rupture of tendon Achillis. a prospective randomised study of comparison between surgical and non-surgical treatment. J Bone Joint Surg 2001; **83-B**: 843-848.
13）Motta P, Errichiello C, Pontini I. Achilles tendon rupture. a new technique for easy surgical repair and immediate movement of the ankle and foot. Am J Sports Med 1997; **25**: 172-176.
14）Kauranen K, Kangas J, Leppilahti J. Recovering motor performance of the foot after Achilles rupture repair: a randomized clinical study about early functional treatment vs. early immobilization of Achilles tendon in tension. Foot Ankle Int 2002; **23**: 600-605.
15）Yotsumoto T, Miyamoto W, Uchio Y. Novel approach to repair of acute Achilles tendon rupture early recovery without postoperative fixation or orthosis. Am J Sports Med 2010; **38**: 287-292.

16) Saw Y, Baltzopoulos V, Lim A, et al. Early mobilization after operative repair of ruptured Achilles tendon. Injury 1993; **24**: 479-484.

17) 高橋良正, 田中宏道, 河野公昭ほか. ワイヤーを併用したアキレス腱皮下断裂縫合術. 整・災外 2002; **45**: 1019-1022.

18) Cetti R, Henriksen LO, Jacobsen KS. A new treatment of ruptured Achilles tendons. a prospective randomized study. Clin Orthop 1994; **308**: 155-165.

19) Mortensen HM, Skov O, Jensen PE. Early motion of the ankle after operative treatment of a rupture of the Achilles tendon. a prospective, randomized clinical and radiographic study. J Bone Joint Surg 1999; **81-A**: 983-990.

20) 中山正一郎, 高倉義典, 田中康仁ほか. アキレス腱断裂に対する手術後の装具療法. 日足の外科会誌 1995; **16**: 31-34.

21) Kerkhoffs GM, Struijs PA, Raaymakers EL, et al. Functional treatment after surgical repair of acute Achilles tendon rupture: wrap vs walking cast. Arch Orthop Trauma Surg 2002; **122**: 102-105.

22) 宮武 慎, 小林三昌. 新鮮アキレス腱皮下断裂に対する術後超早期荷重による後療法の治療効果. 北整・外傷研誌 2012; **28**: 16-20.

23) 吉川泰弘, 須田康文. 新鮮アキレス腱損傷に対する観血的縫合術—術式の選択と早期スポーツ復帰. MB Orthop 2009; **22**(1): 31-37.

24) 庭田満之, 上野達弥, 岡田和子. Cross-stitch 法によるアキレス腱縫合術. 中部整災誌 2009; **52**: 305-306.

25) 佛坂俊輔. アキレス腱皮下腱裂に対する savage 変法と cross-stitch 変法を併用した手術療法と早期運動療法. 日整外スポーツ医会誌 2011; **31**: 252-255.

26) 城間啓治, 毛利民男, 伊藤邦俊ほか. 後療法に下腿装具を用いたアキレス腱断裂の治療経験. 整・災外 1988; **31**: 73-76.

27) 小林辰次, 佐藤 茂, 今井卓夫ほか. アキレス腱断裂に対する手術療法—保存療法を上まわるための改良. 整・災外 1996; **39**: 749-754.

28) 柴田憲慶. アキレス腱断裂の経皮的縫合と適応. 整・災外 1991; **34**: 573-578.

29) Buchgraber A, Passler HH. Percutaneous repair of Achilles tendon rupture. Immobilization versus functional postoperative treatment. Clin Orthop 1997; **134**: 113-122.

30) Jacob KM, Paterson R. Surgical repair followed by functional rehabilitation for acute and chronic Achilles tendon injuries: excellent functional results, patient satisfaction and no rrerupture. ANZ J Surg 2007; **77**: 287-291.

31) Suchak AA, Bostick GP, Beaupré LA, Durand DC, Jomha NM. The influence of early weight-bearing compared with non-weight-bearing after surgical repair of the Achilles tendon. J Bone Joint Surg Am 2008; **90**: 1876-1883.

32) Sorrenti SJ. Achilles tendon rupture: effect of early mobilization in rehabilitation after surgical repair. Foot Ankle Int 2006; **27**: 407-410.

Clinical Question 9

新しい治療法として platelet-rich plasma（PRP）療法は有用か

要約

● アキレス腱断裂の治療における platelet-rich plasma（PRP）の効果は論文により結果が異なり，現時点では PRP 療法は有用であるとはいえない．（Grade I）

背景・目的

　整形外科領域において腱修復を促進させる治療として多血小板血漿（platelet-rich plasma：PRP）を用いた治療が行われている．PRP は自己由来の血小板を濃縮して生成するため比較的安価に作製することができ，感染症や免疫反応が生じるリスクが低いため，臨床応用の報告が増加している．PRP には種々の細胞増殖因子（growth factor：GF）が多量に含まれており，創傷の治癒過程でこれらの GF が相互的に働き，腱の治癒を促進すると考えられている．基礎研究においては PRP の投与がアキレス腱断裂後の腱修復を促進するという研究はみられるが，今回，PRP 投与が臨床成績に与える影響について調査することを目的とした．

解説

　手術例 30 例を PRP 投与した 15 例と非投与の 15 例に分けた比較検討では，VAS，FAOS，VISA-A スケールは，術後 1，3，6，24 ヵ月において差はなかった．筋力測定，ジャンプの能力にも差はなかった．画像所見においては超音波像では差はなかったが，MRI では投与群のほうが良好な腱のリモデリング像を示した．以上の結果から，臨床成績や機能評価，形態においても差はなく，手術例における PRP 投与が臨床成績を向上させることはなかった（EV level 6）[1]．

　スポーツ選手に対する PRGF（preparation rich in growth factor）療法の報告では，投与群のほうが非投与群よりも機能回復は良好であり，可動域の改善も早く，ランニングやトレーニングへの復帰も早かった（EV level 6）[2]．

　アキレス腱断裂の手術例に対する臨床研究では，PRP 投与群に特に良好な機能回復は認めず，1 年後の ATRS（Achilles Tendon Total Rupture Score）は投与群において有意に低かった（EV level 4）[3]．

　PRP 群 16 例，コントロール群 20 例の RCT では，PRP 群では術後合併症はなかったが，コントロール群では 2 例に表層感染，1 例に深部感染，1 例に再断裂を認めた．また，SF-36 は術後 6 ヵ月で PRP 群が有意に高く，Leppilahti スコアは術後 6 ヵ月，1 年で有意に高かったが，術後 2 年ではともに差は有意でなかった．底屈，背屈筋力測定でも術後 3 ヵ月では PRP 群が有意に高く，PRP は術後早期から中期の機能を改善させた（EV level 4）[4]．

　基礎研究では腱修復を促進させる報告が多い PRP も臨床研究においてはその効果が一定でなく，必ずしも良好な結果を得ていない．現時点ではアキレス腱断裂に関して，PRP 投与がスポーツ復帰を早めるとはいえないが，筋力を含めた術後早期の機能回復には効果を示している（EV level 4）[4]．これらの臨床研究においては後療法が一定でなく，比較的免荷期間が長く，外固定期間も長いため，今後は PRP 療法と早期運動療法とを組み合わせた前向き研究が期待される（EV level 11）[5]．

第 4 章　治療

文献

1) De Carli A, Lanzetti RM, Ciompi A, et al. Can platelet-rich plasma have a role in Achilles tendon surgical repair? Knee Surg Sports Traumatol Arthrosc 2016; **24**: 2231-2237.
2) Sanchez M, Anitua E, Azofra J, et al. Comparison of surgically repaired Achilles tendon tears using platelet-rich fibrin matrices. Am J Sports Med 2007; **35**: 245-251.
3) Schepull T, Kvist J, Norrman H, et al. Autologous platelets have no effect on the healing of human Achilles tendon ruptures: a randomized single-blind study. Am J Sports Med 2011; **39**: 38-47.
4) Zou J, Mo X, Shi Z et al. A prospective study of platelet-rich plasma as biological augmentation for acute Achilles tendon rupture repair. Biomed Res Int 2016; 9364170.doi: 10.1155/2016/9364170. Epub 2016 Dec 28.PMID: 28116306.
5) Kearney RS, Costa ML. Current concepts in the rehabilitation of an acute rupture of the tendo Achillis. J Bone Joint Surg Br 2012; **94-B**: 28-31.

第5章　予後・予防・合併症

はじめに

　アキレス腱断裂について，仕事やスポーツへの復帰時期，何らかの機能低下が残るのか，予防法があるかなど，予後や予防に関する疑問は多い．その予後を検討するためには，まず再断裂について知ることが重要である．また，手術療法では避けて通れない合併症である感染について，近年のトピックのひとつである深部静脈血栓症についても日常診療で知りたい事項である．

　初版では，第5章のテーマ：予後・予防について6つのリサーチクエスチョンを提示して，採択されたのべ31文献中に明示された内容から回答を求めた．今回は，第5章のテーマを予後・予防に合併症を加えたものとした．また，クエスチョンはClinical Questionとして改廃および追加を行い，計7つとした．文献については，初版から引き続き採択したものはのべ10文献，新しく採択したものはのべ51文献，計のべ61文献とし，推奨度を決定した．以下にClinical Questionを列記する．

　　Clinical Question 1．アキレス腱断裂治療法により再断裂に差があるか
　　Clinical Question 2．経皮的縫合術と直視下手術において感染率に差があるのか
　　Clinical Question 3．アキレス腱断裂治療後に患側の機能低下は残るか
　　Clinical Question 4．治療法により仕事やスポーツ復帰時期に差はあるか
　　Clinical Question 5．アキレス腱皮下断裂を予防する方法はあるか
　　Clinical Question 6．アキレス腱断裂において治療法の選択（手術療法と保存療法）により深部静脈血栓症の発生頻度は異なるのか
　　Clinical Question 7．アキレス腱断裂の治療中に生じる深部静脈血栓症の有効な予防法はあるか

本章のまとめ

　Clinical Question 1は最も重要と考えられる再断裂の問題である．保存療法と手術療法の比較では，メタアナリシス4文献を含むRCTで明らかに差があり，保存療法の再断裂率が高い．ただし，メタアナリシス1文献を含むRCTで，管理された早期運動療法を実施した保存療法，厳格に管理されたギプス固定を実施した保存療法では手術療法との再断裂率に差がなかった．つまり，保存療法で手術療法と同等の結果を得るには厳格な管理，治療プログラムが必要なことが明らかになったといえる．一方，直視下手術と経皮的縫合術の比較で，再断裂率に差があるとするエビデンスはなかった．

　Clinical Question 2は手術療法では避けて通れない合併症，感染に関するものである．メタアナリシスを含むRCTで，直視下手術の感染率はより高いことが検証された．直視下手術では感染予防に対してより留意しなければならないことが明らかになった．

　Clinical Question 3はRCTで治療法にかかわらず受傷側に何らかの機能低下が残ることが検証された．レクリエーショナルレベルのスポーツ復帰には支障ないことが多いが，トップアスリートでは元のレベルでの競技復帰が困難なことが少なくないのが現実である．

　Clinical Question 4は治療前に説明を求められることが多い命題である．仕事内容やスポーツ種

69

第5章　予後・予防・合併症

目による相違が大きいことを念頭に置く必要があるが，メタアナリシスを含む RCT で手術療法は仕事復帰時期を早めることが検証された．一方，スポーツ復帰時期については治療法別の差は見出せていない．

Clinical Question 5 は慣例として論及されているウォーミングアップやストレッチングの予防効果に関するものである．現時点では一定の結論を見出せていない．

Clinical Question 6 は治療法にかかわらず避けて通れない合併症，深部静脈血栓症に関するものである．RCT で手術療法と保存療法において発生頻度の差はなかった．

Clinical Question 7 は生命リスクにかかわる深部静脈血栓症の予防に関するものである．現時点ではアキレス腱断裂で特異的に考慮すべき一定の結論は見出せていない．

今後の課題

初版作成当時と比較すると，合併症に関するエビデンスレベルの高い文献が増えてきている．一方，予後・予防に関してはあまり増えていない．

実際の臨床に役に立つガイドラインのためには，再断裂については早期運動療法やギプス固定など統一したプログラムのもとでの RCT がより増えることが求められる．スポーツ復帰については，多種目のトップレベルの成績の検証が望まれる．また，仕事復帰内容やスポーツ復帰の定義を揃えた研究が必要である．予防については，ウォーミングアップやストレッチングがアキレス腱の力学的性状にどのように影響するかの基礎研究が大事で，断裂の基盤のひとつと考えられているアキレス腱変性の早期診断や治療との関連も踏まえ，今後の進展が待たれる．

Clinical Question 1

アキレス腱断裂治療法により再断裂に差があるか

要約

● 従来の保存療法は手術療法と比較して再断裂率が高い．（Grade A）
● 厳格な管理下で行う保存療法，早期運動療法を行う保存療法と，手術療法の再断裂率に差はない．
（Grade A）
● 直視下手術と経皮的縫合術で再断裂率に差があるとするエビデンスはない．（Grade A）

背景・目的

　アキレス腱断裂の治療上，最大の問題となる再断裂が治療法で差があるか否かを文献レベルより検証する．特に，保存療法と手術療法の比較，直視下手術と経皮的縫合術の比較を焦点とした．保存療法と手術療法の比較においては従前より多数のメタアナリシスがあるが，早期運動療法に言及した文献にも注目して検証した．また，直視下手術と経皮的縫合術の比較において，経皮的縫合術には従前の術式のみでなく，経皮的縫合に必要なデバイスを挿入する小切開を加える術式も含めた．

解説

1）保存療法と手術療法の比較

　米国の文献．RCTの7文献，677例（手術療法333例，保存療法344例）のメタアナリシスで，保存療法の再断裂率8.8％に対して，手術療法は3.6％と低かった（EV level 1）[1]．

　オーストラリアの文献．RCTの12文献，総症例数800例のうち，4文献，症例数356例（手術療法173例，保存療法183例）のメタアナリシスで，保存療法の再断裂率12.6％に対して，手術療法は3.5％と低かった（EV level 1）[2]．

　中国の文献．RCTの10文献，894例（手術療法441例，保存療法453例）のメタアナリシスで，保存療法の再断裂率9.7％に対して，手術療法は4.3％と低かった（EV level 1）[3]．

　中国の文献．RCTの8文献，777例（手術療法384例，保存療法393例）のメタアナリシスで，保存療法の再断裂率10.9％に対して，手術療法は4.4％と低かった（EV level 1）[4]．

　スウェーデンの文献．3年間の症例112例（手術療法59例，保存療法53例）のRCTで，受傷後2年経過時までの再断裂率は，手術療法の1.7％に対して，保存療法は20.8％と高かった（EV level 2）[5]．

　デンマークの文献．3年間の症例111例（手術療法56例，保存療法55例）のRCTで，受傷後1年経過時までの再断裂率は，手術療法の5.4％に対して，保存療法は12.7％と高かった（EV level 2）[6]．

2）管理された早期運動療法を実施した保存療法，厳格に管理されたギプス固定を実施した保存療法と手術療法の比較

　カナダの文献．RCTの10文献のうち，早期関節運動を伴う機能的リハビリテーションを行った5文献のメタアナリシスでは，再断裂率は保存療法，手術療法で有意差はなかった．早期関節運動を行わなかった5文献のメタアナリシスでは，手術療法の再断裂率が低かった（EV level 1）[7]．

　カナダの文献．6年間の症例144例，術後に早期機能的リハビリテーションを行った直視下手術療法72例，早期機能的リハビリテーションのみを行った保存療法72例のRCTで，直視下手術療法の再断裂率2.8％に対して，保存療法は4.2％と有意差はなかった（EV level 2）[8]．

第5章　予後・予防・合併症

　オランダの文献．2年間の症例83例，いずれも早期荷重を許可した最小侵襲手術療法42例，保存療法41例のRCTで，最小侵襲手術療法の再断裂率7.1%に対して，保存療法は12.2%と有意差はなかった（EV level 4）[9]．

　英国の文献．5年間の症例76例（直視下手術療法37例，保存療法39例）のRCTで，直視下手術療法の術後ギプス固定は尖足位4週間，半尖足位2週間として，この6週間を免荷とし，保存療法のギプス固定は尖足位4週間，半尖足位4週間，良肢位2週間として，当初の8週間を免荷とした．再断裂率は直視下手術療法の5.4%に対して，保存療法は10.3%と有意差はなかった（EV level 4）[10]．

3）直視下手術と経皮的縫合術の比較

　英国の文献．RCTの6文献，277例（直視下手術136例，経皮的縫合術141例）のメタアナリシスで，直視下手術の再断裂率2.2%に対して，経皮的縫合術は1.4%と有意差はなかった（EV level 3）[11]．

　中国の文献．直視下手術と経皮的縫合術についてのRCTのメタアナリシス4文献のシステマティックレビューで，上述の文献を最も良質なメタアナリシスとして選出し，再断裂率に差を認めないと結論している（EV level 3）[12]．

　イタリアの文献．40例（Kessler法による直視下手術20例，経皮的縫合デバイスTenolig®を用いた20例）のRCTで，術後2年経過時までに両群とも再断裂はなかった（EV level 4）[13]．

　トルコの文献．4年間の症例40例［Krackow法による直視下手術20例（平均経過観察期間22.2ヵ月），Achillon deviceを用いた20例（平均経過観察期間22.5ヵ月）］のRCTで，両群とも再断裂はなかった（EV level 4）[14]．

4）まとめ

　保存療法と手術療法の比較では，多数のメタアナリシスで明らかに差があり，保存療法の再断裂率が高い．したがって，基本的には手術療法は再断裂のリスクを減少させる．しかしながら，これらのメタアナリシスの元文献でギプス固定や荷重，可動域訓練に関する統一したプログラムに言及したものは少ない．管理された早期運動療法を実施した保存療法，厳格に管理されたギプス固定を実施した保存療法では，再断裂率が手術療法より高いとはいえない．一方，直視下手術と経皮的縫合術の比較で，再断裂率に差があるとするエビデンスはなかった．

文献

1) Wilkins R, Bisson LJ. Operative versus nonoperative management of acute Achilles tendon ruptures: a quantitative systematic review of randomized controlled trials. Am J Sports Med 2012; **40**: 2154-2160.

2) Khan RJ, Fick D, Keogh A, et al. Treatment of acute achilles tendon rapture; a meta-analysis of randomized controlled trials. J Bone Joint Surg 2005; **87-A**: 2202-2210.

3) Jiang N, Wang B, Chen A, et al. Operative versus nonoperative treatment for acute Achilles tendon rupture: a meta-analysis based on current evidence. Int Orthop 2012; **36**: 765-773.

4) Zhao HM, Yu GR, Yang YF, et al. Outcomes and complications of operative versus non-operative treatment of acute achilles tendon rupture; a meta-analysis. Chin Med J 2011; **124**: 4050-4055.

5) Möller M, Lind K, Movin T, et al. Calf muscle function after Achilles tendon rupture. a prospective, randomized study comparing surgical and non-surgical treatment. Scand J Med Sci Sports 2002; **12**: 9-16.

6) Cetti R, Christensen SE, Ejsted R, et al. Operative versus nonoperative treatment of Achilles tendon rupture. a prospective randomized study and review of the literature. Am J Sports Med 1993; **21**: 791-799.

7) Soroceanu A, Sidhwa F, Aarabi S, et al. Surgical versus nonsurgical treatment of acute Achilles tendon rupture: a meta-analysis of randomised trial. J Bone Joint Surg 2012; **94-A**: 2136-2143.

8) Willits K, Amendola A, Bryant D, et al. Operative versus nonoperative treatmnet of acute Achilles tendon rupture. J Bone Joint Surg 2010; **92-A**: 2767-2775.

9) Metz R, Verleisdonk EJ, van der Heijden GJ, et al. Acute Achilles tendon rupture; minimally invasive surgery versus nonoperative treatment with immediate full weight bearing; a randomized controlled trial. Am J Sports

72

Med 2008; **36**: 1688-1694.

10) Keating JF, Will EM. Operative versus non-operative treatment of acute rupture of tendon Achilles; a prospective randomized evaluation of functional outcome. J Bone Joint Surg 2011: **93-B**: 1071-1078.

11) MaMahon SE, Smith TO, Hing CB. A meta-analysis of randomised controlled trials comparing conventional to minimally invasive approaches for repair of an Achilles tendon rupture. Foot Ankle Surg 2011; **17**: 211-217.

12) Li Q, Wang C, Huo Y, et al. Minimally invasive versus open surgery for acute Achilles tendon rupture: a systematic review of overlapping meta-analyses. J Orthop Surg Res 2016; **11**: 65.

13) Gigante A, Moschimi A, Verdenelli A, et al. Open versus percutaneous repair in the treatment of acute Achilles tendon rupture: a randomized prospective study. Knee Surg Sports Traumatol Arthrosc 2008; **16**; 204-209.

14) Aktas S, Kocaoglu B. Open versus minimal invasive repair with Achillon device. Foot Ankle Int 2009; **30**; 391-397.

第5章　予後・予防・合併症

Clinical Question 2

経皮的縫合術と直視下手術において感染率に差があるか

要約
●経皮的縫合は直視下手術に比べて，感染の合併症の頻度が少ない．（Grade A）

背景・目的

　　経皮的縫合術と直視下手術の感染率に差があるのか検証する．経皮的手術および小切開による手術は直視下手術より感染の合併症が少ない．

解説

　　経皮的縫合は切開縫合に比べて，感染・癒着・感覚障害などの合併症の頻度が低い（EV level 1）[1]．経皮的縫合術は，再断裂（3.2%）は高くなく，創感染，瘢痕組織や創部壊死もなかった（EV level 7）[2]．術式による感染率の比較では，直視下手術4%，小切開1%未満，経皮的手術1%未満であった（EV level 2）[3]．手術療法では感染症を起こしうるが，経皮的縫合の技術を使うことにより感染を減らすことができる（EV level 1）[4]．

文献

1) Khan RJ, Fick D, Keogh A, et al. Treatment of acute Achilles tendon ruptures. a meta-analysis of randomized, controlled trials. J Bone Joint Surg 2005; **81-A**: 2202-2210.
2) 中島浩敦，坂　賢二，加藤光康ほか．新鮮アキレス腱断裂に対する経皮的縫合法の経験．臨整外 1997; **32**: 741-744.
3) DeAngelis JP, Wilson KM, Diamond AB, et al. Achilles tendon rupture in athletes, J Surg Orthop Adv 2009; **18**: 115-121.
4) Jones MP, Khan RJ, Carey Smith RL. Surgical interventions for treating acute Achilles tendon rupture: key findings from a recent Cochrane review. J Bone Joint Surg Am 2012; **94**: e88.

Clinical Question 3

アキレス腱断裂治療後に患側の機能低下は残るか

要約

● アキレス腱断裂治療後の患側に何らかの機能低下が残る.（Grade A）
● トップアスリートでは元のレベルでの競技復帰が困難なことがある.（Grade I）

背景・目的

　アキレス腱断裂の治療後に何らかの機能低下が残るか否かを文献レベルより検証する．ここで述べる機能には，歩く，走るといった基本的な機能だけではなく，足関節可動域や腓腹筋力などを含めた．また，残存する機能低下がスポーツ選手の競技復帰に及ぼす影響について，特にトップアスリートの成績を含めて検証した．

解説

1）アキレス腱断裂治療後の患側の機能低下

　スウェーデンの文献．3年間の症例112例（手術療法59例，保存療法53例）のRCTで，受傷後2年経過時までの再断裂例を除いた手術療法と保存療法の比較で，両群の明らかな機能的差はないが，いずれの群においても受傷側の下腿周囲径に低下を認めた（EV level 2）[1]．

　デンマークの文献．3年間の症例111例（手術療法56例，保存療法55例）のRCTの受傷1年後の調査で，足関節の可動域異常が保存療法に多く，腓腹筋の萎縮が保存療法に多く，有意差はないが歩容異常が手術療法に多く，走行異常が保存療法に多かった（EV level 2）[2]．

　スウェーデンの文献．81例（手術療法42例，保存療法39例）のRCTで，いずれの群においても1年後および2年後で機能低下が残存し，また1年後と2年後ではわずかにしか改善していなかった（EV level 4）[3]．

　デンマークの文献．2年間の症例61例（術後早期リハビリテーションを実施した群31例と術後8週間ギプス固定した群30例）の比較で，術後早期リハビリテーション群が足関節可動域，社会復帰，スポーツ復帰でいずれも優れていたが，両群とも最終筋力は健側の89%と低下していた（EV level 5）[4]．

　フィンランドの文献．5年間の症例101例でLindholm法とSilverskiold法の術後に角速度別の底屈筋力比較で追跡調査（0.7～6.7年）を行い，両群間で有意差はないものの，術後に3.0～16.6%の底屈筋力の低下がみられた．低下は女性が大きく，特に低角速度で大きかった（EV level 5）[5]．

　カナダの文献．4年間の直視下手術73例の術後1年時の調査で，腓腹筋の持久力は健側比76%と低下していた（EV level 7）[6]．

　ドイツの文献．1980～1991年の手術例314例のうち，術後に患健側とも下肢外傷を生じず，心血管系の病歴がなく，手術時年齢45歳以下の63例に対する術後10年以上経過時の調査で，健側と比較して足関節可動域，下腿周囲径，低角速度の底屈筋力低下を認めた（EV level 7）[7]．

2）トップアスリートの競技復帰

　米国の文献．1988～2011年に手術療法を行ったNational Basketball Association（NBA）選手18例の調査で，7例（38.9%）はNBAの試合には復帰できなかった．3名（16.7%）は1シーズンのみ，

8名(44.4%)は2シーズン以上復帰できた．NBAの試合に復帰できた選手でも，出場時間の低下を認めた(EV level 7)[8]．

米国の文献．1997～2002年にアキレス腱断裂の受傷記録があるNational Football League (NFL)選手28名31例の調査で，10名(35.7%)はNFLの試合には復帰できなかった．NFLの試合に復帰できた選手でも，50%以上のパフォーマンスレベルの低下を認めた(EV level 7)[9]．

米国の文献．ミニオープン法による手術療法を行ったNational Football League (NFL)選手9例の調査で，全員がプロレベルのフットボール競技に復帰でき，復帰時期は平均8.9ヵ月であった．ただし，2例(22%)はNFLの試合には復帰できなかった(EV level 7)[10]．

3) まとめ

アキレス腱断裂後には受傷側の筋力(ピークトルク値・持久力)低下，機能(足関節可動域・パフォーマンス評価)低下が起こり，1年経過時のみならず，2年以上長期にわたって残存する．このような筋力低下・機能低下が残るとしても，日常生活はもちろん，レクリエーショナルレベルのスポーツ復帰は日数の多寡があっても良好である．しかしながら，トップアスリートでは機能低下が残ると元のレベルでの競技復帰が困難なことが多い．

文献

1) Möller M, Lind K, Movin T, et al. Calf muscle function after Achilles tendon rupture. a prospective, randomized study comparing surgical and non-surgical treatment. Scand J Med Sci Sports 2002; **12**: 9-16.

2) Cetti R, Christensen SE, Ejsted R, et al. Operative versus nonoperative treatment of Achilles tendon rupture. a prospective randomized study and review of the literature. Am J Sports Med 1993; **21**: 791-799.

3) Olsson N, Nilsson-Helander K, Karlsson J, et al. Major functional deficits persist 2 years after acute Achilles tendon rupture. Knee Surg Sports Traumatol Arthrosc 2011; **19**: 1385-1393.

4) Mortensen HM, Skov O, Jensen PE. Early motion of the ankle after operative treatment of a rupture of the Achilles tendon. a prospective, randomized clinical and radiographic study. J Bone Joint Surg 1999; **81-A**: 983-990.

5) Leppilahti J, Siira P, Vanharanta H, et al. Isokinetic evaluation of calf muscle performance after Achilles rupture repair. Int J Sports Med 1996; **17**: 619-623.

6) Bostick GP, Jomha NM, Suchak AA, et al. Factors associated with calf muscle endurance recovery 1 year after Achilles tendon rupture repair. J Orthop Sports Phys Ther 2010; **40**: 345-351.

7) Horstmann T, Lukas C, Merk J, et al. Deficits 10-years after Achilles tendon repair. Int J Sports Med 2012; **33**: 474-479.

8) Nirav HA, Andrew BO, Loni PT, et al. Performance outcomes after repair of complete achilles tendon ruptures in national basketball association players. Am J Sports Med 2013; **41**: 1864-1868.

9) Parekh SG, Wray WH 3rd, Brimmo O, et al. Epidemiology and outcomes of Achilles tendon ruptures in the National Football League. Foot Ankle Spec 2009; **2**: 283-286.

10) McCullough KA, Shaw CM, Anderson RB. Mini-open repair of Achilles rupture in the national football league. J Surg Orthop Adv 2014; **23**: 179-183.

Clinical Question 4

治療法により仕事やスポーツ復帰時期に差はあるか

要約

●保存療法に比較して手術療法は仕事復帰時期を早める.（Grade A）
●スポーツ復帰時期についてはスポーツ復帰の評価方法が標準化されていないことから，一定の結論は見出せない.（Grade I）

背景・目的

　アキレス腱断裂の治療成績については，再断裂率や筋力評価などが検討されることが多いが，仕事やスポーツ復帰時期も治療成績を評価する上では重要な要素である．今回，手術療法，保存療法の治療法の違いにより，あるいは荷重開始時期の違いにより仕事復帰時期やスポーツ復帰時期に差が生じるかを検討した.

解説

　保存療法23例と手術療法24例との後ろ向きの比較研究から，事務職の仕事復帰は保存群0.8週，手術群5.5週と有意に保存療法群で早かった($p < 0.01$)が，すべての職種の休職期間は保存群3.9週，手術群5.7週と有意差はなかった．スポーツ復帰についても保存群24週，手術群25週と有意差はなかった（EV level 6）[1].

　112例を手術および早期運動療法と8週間のギプス固定による保存療法群に分けた報告では，スポーツ復帰には差はなかったが，重労働，軽作業，事務職と分けると軽作業の仕事には手術群が有意に早期に復帰していた．全体の仕事復帰でみると両群に有意差はなかった（EV level 2）[2].

　83例を小侵襲手術群と保存療法群に分けて前向きに比較検討した報告では，再断裂率は手術群7％，保存群12％と有意差はなかった．職場復帰は手術群では平均59日，保存群では平均108日を要し，その差は有意であったが，元のレベルへのスポーツ復帰率は手術群67％，保存群82％であり，有意差はなかった（EV level 4）[3].

　メタアナリシスの結果では，手術群は保存群よりも平均19.2日早期に仕事復帰しており，その差は有意であった（$p = 0.0014$）．しかし，これらは4論文の結果であり，症例数が少なく，仕事復帰を決定する基準も書かれていないため，復帰の条件を統一したさらなる研究が必要であると述べている（EV level 1）[4].

　RCTのシステマティックレビューでは，4論文中3論文で手術群において仕事復帰が早かったが全体として有意差はなく，1論文のみ有意に手術群で早かった（EV level 1）[5].

　手術療法は保存療法と比較して再断裂率は低く（$p = 0.002$），休職期間が短く（$p = 0.009$），合併症は多い（$p = 0.004$）．しかし，スポーツ復帰率については治療法別に差はなかった（$p = 0.30$）（EV level 1）[6].

　職場復帰は手術群で有意に早く（$p < 0.01$），スポーツ復帰には差がなかった（$p = 0.60$）（EV level 1）[7].

　RCTでは受傷前と同じレベルにスポーツ復帰できた症例は手術群57.1％，保存群29.1％であり，その差は有意であった（$p = 0.005$）．しかし，この研究では後療法は手術群が6週間，保存群が8週間のギプス固定を行っており，後療法は統一されていない（EV level 2）[8].

第5章 予後・予防・合併症

　装具による保存療法を荷重群 29 例と免荷群 27 例に分けた研究からは，仕事を離れた期間は荷重群 52 日，免荷群 58 日と両群間で有意差はなかった．スポーツ復帰は荷重群平均 143 日，免荷群平均 181 日と荷重群で早かったが，有意差はなかった．早期荷重が仕事やスポーツ復帰を早めるかどうか結論は出ないと述べている (EV level 4)[9]．

　荷重ギプス群 37 例と免荷ギプス群 37 例の 2 群での研究では，仕事復帰までの期間は荷重群 9 週，免荷群 7.8 週であった．両群の仕事内容には差はなかったが，4 週以内に仕事復帰できたのは荷重群の 58％，免荷群の 43％であった．これらに有意差はなかった (EV level 4)[10]．

　このように現時点では手術により仕事復帰が早くなると報告されている論文が多く，またメタアナリシスの結果もそれを支持している．一方，スポーツ復帰については手術によりスポーツ復帰時期が早まるとはいえない．近年のスポーツ復帰についてのメタアナリシスでは，アキレス腱断裂後のスポーツ復帰率は 80％であり，復帰時期は平均 6 ヵ月であった．しかし，スポーツ復帰の評価方法を明確に記載した論文では復帰率 77％，記載していない論文では復帰率 91％であった (EV level 1)[11]．現時点ではスポーツ復帰の評価方法が一定でないことが，治療法別のスポーツ復帰率や復帰時期に一定の結論が出せない一因と考えられる．今後はスポーツ復帰の定義や評価方法を標準化し，その信頼性，妥当性を検証していく必要がある．

文献

1) Weber M, Niemann M, Lanz R, et al. Nonoperative treatment of acute rupture of the Achilles tendon: results of a new protocol and comparison with operative treatment. Am J Sports Med 2003; **31**: 685-691.
2) Moller M, Movin T, Granhed H, et al. Acute rupture of tendo Achillis: a prospective randomized study of comparison between surgical and non-surgical treatment. J Bone Joint Surg Br 2001; **83-B**: 843-848.
3) Metz R, Verleisdonk MM, van der Heijaden GJ, et al. Acute Achilles tendon rupture. minimally invasive surgery versus nonoperative treatment with immediate full weightbearing; a randomoised controlled trial. Am J Sports Med 2008; **36**: 1688-1694.
4) Soroceanu A, Sidhwa F, Aarabi S, et al. Surgical versus nonsurgical treatment of acute Achilles tendon rupture. a meta-analysis of randomized trial. J Bone Joint Surg Am 2012; **94-A**: 2136-2143.
5) Wilkins R, Bisson LJ. Operative versus nonoperative management of acute Achilles tendon ruptures. a quantitative systematic review of randomised controlled trial. Am J Sports Med 2012; **40**: 2154-2160.
6) Jiang N, Wang B, Chen A, et al. Operative versus nonoperative treatment for acute Achilles tendon rupture: a meta-analysis based on current evidence. Int Orthop 2012; **36**: 765-773.
7) Zhao HM, Yu GR, Yang YF, et al. Outcomes and complications of operative versus non-operative treatment of acute Achilles tendon rupture: a meta-analysis. Chin Med J(Engl) 2011; **124**: 4050-4055.
8) Cetti R, Christensen SE, Ejsted R, et al. Operative versus nonoperative treatment of Achilles tendon rupture. a prospective randomized study and review of the literature. Am J Sports Med 1993; **21**: 791-799.
9) Barfod KW, Bencke J, Lauridsen HB, et al. Nonoperative dynamic treatment of acute Achilles tendon rupture: the influence of early weight-bearing on clinical outcome. a blinded, randomized controlled trial. J Bone Joint Surg Am 2014; **96-A**: 1497-1503.
10) Young SW, Patel A, Zhu M, et al. Weight-bearing in the nonoperative treatment of acute Achilles tendon ruptures. a randomized controlled trial. J Bone Joint Surg Am 2014; **96-A**: 1073-1079.
11) Zellers JA, Carmont MR, Grävare Silbernagel K. Return to play post-Achilles tendon rupture: a systematic review and meta-analysis of rate and measures of return to play. Br J Sports Med 2016; **50**: 1325-1332.

Clinical Question 5

アキレス腱皮下断裂を予防する方法はあるか

要約

●アキレス腱皮下断裂を予防する方法で，ウォーミングアップやストレッチングとの関連については一定の結論は見出せない．（Grade I）

背景・目的

　運動開始前のウォーミングアップやストレッチングは慣例として推奨されており，その方法についても紹介されている．ある条件下では予防効果があると示唆されるが，これらの行動がアキレス腱の力学的性状にどのように影響し，アキレス腱断裂の予防効果があるかについては明らかでない．これらの点を文献レベルより検索する．

解説

　ストレッチングやウォーミングアップは一般的に外傷予防として取り入れられており，アキレス腱断裂との関連について報告した論文は多いが，いずれも論文中にウォーミングアップやストレッチングについて触れているに過ぎない（EV level 7）[1]（EV level 6）[2]．

　アキレス腱断裂あるいはアキレス腱再断裂の防止において，ウォーミングアップやストレッチングが欠かせないとする意見はある（EV level 11）[3]．

　受傷時の状況を詳しく調べることができたアキレス腱断裂7例中6例はウォーミングアップやストレッチングが不十分であった（EV level 7）[4]．

　483例の分析から，受傷前のアキレス腱部の違和感が50歳以上では15%程度にしかみられなかったが，30歳未満では45%にみられたことから，30歳未満においてアキレス腱に違和感を覚えた場合には，瞬発力を要する動作を避けることが賢明である（EV level 6）[5]．

　結論的にはウォーミングアップやストレッチングとアキレス腱断裂との関連はないとされる．ただアキレス腱断裂例の2/3はウォーミングアップを実施していたが，その1/10しかストレッチングを行っていなかった（EV level 7）[2]．

　アキレス腱断裂例の調査において，ストレッチングを行っていない群ではスポーツ活動休憩後の再開時における断裂が，ストレッチングを行っている群と比較して有意に多かった（EV level 7）[6]．

　ストレッチングやウォーミングアップの方法によっても効果は異なる．ストレッチングやウォーミングアップがアキレス腱や下腿三頭筋の性状に変化をもたらさないとする論文がある一方で，足関節の背屈可動域を増大し，底屈筋群の筋力を弱めるという報告もある．1983〜2005年の論文では，ストレッチングとウォーミングアップが運動器の外傷を減じるとした論文よりも，効果がみられないとする論文が多くみられた．これらの結論がアキレス腱断裂にも当てはまるかは不明である．アキレス腱のストレッチング効果については足関節の底屈筋力が減少し，背屈可動域が増加する結果，アキレス腱損傷が増加するかもしれない（EV level 4）[7]．

　30秒間の下腿三頭筋静的ストレッチングを両脚各3回，計3分間行った結果，足関節背屈可動域が増加し，底屈筋力は減少した（EV level 5）[8]．

　底屈筋群ストレッチングを約30分間（135秒間の底屈筋群ストレッチングと5秒間の休みを13回）行ったところ，底屈筋力が1時間にわたって低下した（EV level 5）[9]．

第5章　予後・予防・合併症

　ストレッチング（30°傾斜台の上で30秒を5回）とウォーミングアップ（トレッドミルで6分間の
ジョギング）を行ったあとのアキレス腱の力学的検討を行った結果，実施前と変化がなかった（EV
level 5）[7]．

　ストレッチングとウォーミングアップ，あるいはその組み合わせを行った結果，アキレス腱の力
学的性状に変化がみられなかった（EV level 5）[10]．

　30分間のランニング後に片脚ホッピング時のアキレス腱の長さの変化を計測した結果，アキレ
ス腱のstiffnessに変化はみられなかった（EV level 5）[11]．

　一方で，eccentricもしくはconcentricトレーニングを6週間行った後，アキレス腱の固さ，伸縮率，
ジャンプの高さを評価したところ，eccentricトレーニングではアキレス腱の固さが有意に改善さ
れた（EV level 5）[12]．

　デンマークのサッカースーパーリーグ所属選手209例に独自のトレーニングを導入し，超音波検
査による腱の変性の有無を確認した．膝蓋腱では腱の変性を抑制する効果がみられた一方，アキレ
ス腱では腱の変性を抑える効果が認められなかった（EV level 5）[13]．

文献

1) Jörgensen U, Winge S. Epidemiology of badminton injuries. Int J Sports Med 1987; **8**: 379-382.
2) Fahlström M, Bjornstig U, Lorentzon R. Acute Achilles tendon rupture in badminton players. Am J Sports Med 1998; **26**: 467-470.
3) 林　光俊，石井良章．アキレス腱断裂―発症メカニズムとその予防・再発予防．臨スポーツ医 2008; **25**（増）: 143-147.
4) 菅原洋輔，山本利春．アキレス腱断裂の予防と対策．臨スポーツ医 2007; **24**: 1095-1104.
5) 中山正一郎，高倉義典．スポーツとアキレス腱断裂．MB Orthop 2003; **16**(4): 8-15.
6) 佐藤光太朗，一戸貞文，貝山潤ほか．レクリエーショナルスポーツにおけるアキレス腱断裂―スポーツ頻度とストレッチングが与える影響．日整外スポーツ医会誌 2010; **30**: 23-27.
7) Park DY, Chou L. Stretching for prevention of Achilles tendon injuries: a review of the literature. Foot Ankle Int 2006; **27**: 1086-1095.
8) Rosenbaum D, Henning EM. The influence of stretching and warm-up exercise on Aciiles tendon reflex activity. J Sports Sci 1995; **13**: 481-490.
9) Fowles JR, Sale DG, MacDougall JD. Reduced strength after passive stretch of human plantar flexors. J Appl Physiol 2000; **89**: 1179-1188.
10) Park DY, Rubenson J, Carr A, et al. Influence of stretching and warm-up on Achilles tendon material properties. Foot Ankle Int 2011; **31**: 407-413.
11) Farris DJ, Trewartha G, McGuigan MP. The effects of a 30-min run on the mechanics of the human Achilles tendon. Eur J Appl Physiol 2012; **112**: 653-660.
12) Morrissey D, Roskilly A, Twycross-Lewis R, et al. The effect of eccentric and concentric calf muscle training on Achilles tendon stiffness. Clin Rehabil 2011; **25**: 238-247.
13) Fredberg U, Bolvig L, Andersen NT. Prophylactic training in asymptomatic soccer players with ultrasonographic abnormalities in Achilles and patellar tendons: the Danish Super League Study. Am J Sports Med 2008; **36**: 451-460.

Clinical Question 6

アキレス腱断裂において治療法の選択（手術療法と保存療法）により深部静脈血栓症の発生頻度は異なるのか

要約

●手術療法例と保存療法例において深部静脈血栓症の発生頻度に差は認められない．（Grade B）

背景・目的

アキレス腱断裂の治療法は種々存在し手術療法と保存療法に大別できるが，有効性については議論の分かれるところである．その一方でアキレス腱断裂の主要な合併症である深部静脈血栓症の発生頻度に関して，治療法によって比較することを目的とした．

解説

スウェーデンにおける調査では，アキレス腱断裂95例に対して手術療法もしくは保存療法を無作為に選択し，手術療法では49例中14例に深部静脈血栓症を認め，保存療法では46例中18例であり両群間に有意差はなかった（EV level 4）[1]．

また米国からの報告でアキレス腱断裂1,172例を後ろ向きに調査し，手術療法例472例2例（0.42％），保存療法例700例中3例（0.43％）で深部静脈血栓症が認められたが，両群間に有意差はなかった（EV level 7）[2]．

本邦の報告では，アキレス腱断裂治療以前に深部静脈血栓症を認めなかった34例において，保存療法12例中8例(66.7%)で深部静脈血栓症を認め，手術療法22例のうち術後キャスト固定を行った2例中1例で深部静脈血栓症を発症し，早期から可動域訓練を行った20例中では4例（20.0%）にのみ深部静脈血栓症を認めた（EV level 7）[3]．

南アフリカの調査では，アキレス腱断裂の手術療法88例において深部静脈血栓症は5例（5.7％）に認められた（EV level 7）[4]．

カナダにおける調査では115例中27例に深部静脈血栓症が認められたが，うち10例は術前から血栓が存在しており，術後新たに発生した深部静脈血栓症は17例（14.8%）であった（EV level 7）[5]．

一方，ニュージーランドからの報告では，1週間以上のキャスト固定を行ったアキレス腱断裂208例中，症候性の深部静脈血栓症を発生した症例は13例（6.3%）であった（EV level 7）[6]．

文献

1) Nilsson-Helander K, Thurin A, Karlsson J, et al. High incidence of deep venous thrombosis after Achilles tendon rupture: a prospective study. Knee Surg Sports Traumatol Arthrosc. 2009; **17**: 1234-1238.

2) Patel A, Ogawa B, Charlton T, et al. Incidence of deep vein thrombosis and pulmonary embolism after Achilles tendon rupture. Clin Orthop Relat Res 2012; **470**: 270-274.

3) 小林良充．アキレス腱断裂と下肢深部静脈血栓．整形外科 2011; **62**: 1418-1423.

4) Saragas NP, Ferrao PN. The incidence of venous thromboembolism in patients undergoing surgery for acute Achilles tendon ruptures. Foot Ankle Surg 2011; **17**: 263-265.

5) Makhdom AM, Cota A, Saran N, et al. Incidence of symptomatic deep venous thrombosis after Achilles tendon rupture. J Foot Ankle Surg. 2013; **52**: 584-587.

6) Healy B, Beasley R, Weatherall M. Venous thromboembolism following prolonged cast immobilisation for injury to the tendo Achillis. J Bone Joint Surg Br 2010; **92-B**: 646-650.

第5章　予後・予防・合併症

Clinical Question 7

アキレス腱断裂の治療中に生じる深部静脈血栓症の有効な予防法はあるか

要約

● dalteparin の1日あたり 5,000 単位の投与は深部静脈血栓症の発生頻度を低下させない.（Grade I）
● アキレス腱断裂で明確なエビデンスを示す論文はないが，キャスト固定を行う場合には発生のリスクがあるので適切な対策が必要である.（Grade I）

背景・目的

　アキレス腱断裂治療において深部静脈血栓症は生命にかかわる重大な合併症であり，有効な予防法の確立は重要である．深部静脈血栓症の予防法の有効性に関して検討することを目的とした．

解説

　スウェーデンからの報告では，アキレス腱断裂手術 95 例において，術後 dalteparine を1日 5,000 単位皮下投与した 47 例中深部静脈に血栓を生じた症例は 16 例（34.0％）で，生理食塩水を注入した 44 例では 16 例（36.4％）に生じており，両群間に差はなかった（EV level 4）[1]．しかし同じ施設からの追跡調査で，アキレス腱断裂手術後 3 週の時点で確認された症状のない深部静脈血栓症では，そのまま固定を継続すると 5 年後には 75％の症例で血栓の進展を生じた（EV level 4）[2]．

　本邦からの報告では，アキレス腱断裂治療以前に深部静脈血栓症を認めなかった症例において，保存療法例 12 例では 8 例（66.7％）に深部静脈血栓症を認めたのに対し，手術療法例 22 例では術後キャスト固定を行った 2 例中 1 例（50.0％）で深部静脈血栓症を発症した一方，早期から可動域訓練を行った 20 例では 4 例（20.0％）にのみ深部静脈血栓症を認めた（EV level 7）[3]．

　アキレス腱断裂で明確なエビデンスを示す論文はないが，キャスト固定を行う場合には発生のリスクがあるので適切な対策が必要である

文献

1) Lapidus LJ, Rosfors S, Ponzer S, et al. Prolonged thromboprophylaxis with dalteparin after surgical treatment of Achilles tendon rupture: a randomized, placebo-controlled study. J Orthop Trauma 2007; **21**: 52-57.
2) Rosfors S, Persson LM, Larfars G, et al. A follow-up study of the fate of small asymptomatic deep venous thrombosis. Thromb J 2010; **8**: 4.
3) 小林良充. アキレス腱断裂と下肢深部静脈血栓. 整形外科 2011; **62**: 1418-1423.

索　引

欧文

A
Arner sign　30
ATRS（Achilles Tendon Total Rupture Score）　67

B
Bunnell 法　50, 53

C
calcaneus spur　31, 32
calcifyning tendinopathy　19
Calf squeeze test　27
ciprofloxacin　15, 20
computed radiography（CR）　30
Copeland test　27, 28

D
dalteparin　82
Delle　27
double Tsuge 変法　62

F
fluoroquinolone　15, 20

G
gap sign　27
guiding instrument　50

H
half-mini-Bunnell 法　56, 62
half-moon-shaped　32
honeycomb pattern　32
hyperdorsiflexion sign　28
hypoxic degenerative tendinopathy　19

K
Kager sign　30
Kager triangle　30, 32, 36
Kessler 法　51, 53
Kirchmayer 法　53
Kirchmayer-Kessler 法　53

knee flexion test　28
Krackow type stitch pattern　55
Krackow 法　51, 58, 60

L
levofloxacin　20
Lindholm 法　60
looped suture 法　53

M
Matles test　27, 28
modified Kessler 法　55
MRI　36
mucoid degeneration　19

N
needle test　28
network-like shadow　30
Novel 法　63

O
O'Brien test　27, 28

P
PDS（polydioxannon）　57
platelet-rich plasma（PRP）　67
PRGF（preparation rich in growth factor）療法　67
pump bump　38

Q
quinolone　20

S
Savage 法　55
Simmonds test　24, 27
Simmonds-Thompson test　27

T
tendolipomatosis　19
tennis leg　38
Thompson test　24, 27
Toygar angle　30

索　引

triple bundle 法　55, 56
Tsuge 法　55

和文

あ
アキレス腱炎　38
アキレス腱周囲炎　38
アキレス腱付着部障害　38
アキレス腱付着部裂離骨折　38

い
医療面接　25

う
ウォーミングアップ　79
内山法　56, 62

え
疫学　7

か
荷重　63
可動域訓練　63
陥凹　27
関節リウマチ　15
感染率　74
患側の機能低下　75
鑑別疾患　38

き
危険因子　17
季節性　10
キャスト固定　46
球技　12

け
脛骨過労性骨膜炎　38
経皮的縫合術　50
腱の肥厚　15, 17, 19

こ
後脛骨筋腱炎　38
高脂血症　15, 17
好発年齢　10

さ
再断裂率　44, 71
左右差　10

し
手術療法　44
腎移植　18
腎臓透析　15, 18
深部静脈血栓症　81, 82

す
ステロイド　15, 20
ストレッチング　79
スポーツ活動中　12

せ
性差　10

そ
早期運動療法　48, 62
早期可動域訓練　63
装具療法　46, 64

た
多血小板血漿　67
単純 X 線検査　30
端々縫合　53, 60

ち
超音波検査　32
長母趾屈筋腱炎　38
直視下手術　55, 60

と
疼痛　25

に
肉ばなれ　38

は
跛行　25
発生数　9

ひ
腓骨筋腱脱臼　38
腓腹筋筋挫傷　38
疲労骨折　38

ふ

副甲状腺機能亢進症　15
副腎皮質ホルモン　15
復帰時期　77

ほ

保存療法　44, 46, 48

よ

予測因子　17
予防方法　79

ら

ラケット使用競技　12

り

臨床所見　27

アキレス腱断裂診療ガイドライン 2019（改訂第 2 版）

2006 年 6 月 10 日　第 1 版第 1 刷発行	監修者	日本整形外科学会,
2010 年 7 月 10 日　第 1 版第 2 刷発行		日本整形外科スポーツ医学会
2019 年 9 月 1 日　改訂第 2 版発行	編集者	日本整形外科学会診療ガイドライン

委員会,
アキレス腱断裂診療ガイドライン
策定委員会
発行者　小立鉦彦
発行所　株式会社 南 江 堂
〒113-8410 東京都文京区本郷三丁目 42 番 6 号
☎（出版）03-3811-7236　（営業）03-3811-7239
ホームページ https://www.nankodo.co.jp/
印刷・製本 日経印刷

Japanese Orthopaedic Association（JOA）Clinical Practice Guidelines on the Management of
Achilles Tendon Rupture, 2nd Edition
© The Japanese Orthopaedic Association, 2019

定価は表紙に表示してあります.
落丁・乱丁の場合はお取り替えいたします.
ご意見・お問い合わせはホームページまでお寄せください.

Printed and Bound in Japan
ISBN978-4-524-24889-6

本書の無断複写を禁じます.

JCOPY 〈出版者著作権管理機構 委託出版物〉

本書の無断複写は,著作権法上での例外を除き禁じられています.複写される場合は,そのつど事前に,
出版者著作権管理機構（TEL 03-5244-5088,FAX 03-5244-5089,e-mail: info@jcopy.or.jp）の許諾
を得てください.

本書をスキャン,デジタルデータ化するなどの複製を無許諾で行う行為は,著作権法上での限られた例外
（「私的使用のための複製」など）を除き禁じられています.大学,病院,企業などにおいて,内部的に業
務上使用する目的で上記の行為を行うことは私的使用には該当せず違法です.また私的使用のためであっ
ても,代行業者等の第三者に依頼して上記の行為を行うことは違法です.

エビデンスに基づいた診断・治療，患者さんへの説明のよりどころとなる，整形外科医必携のシリーズ。

日本整形外科学会 診療ガイドライン

アキレス腱断裂 診療ガイドライン2019
改訂第2版

■B5判・100頁　2019.9.
ISBN978-4-524-24889-6
定価（本体 3,000 円＋税）

橈骨遠位端骨折 診療ガイドライン 2017
改訂第2版

■B5判・160頁　2017.5.
ISBN978-4-524-25286-2
定価（本体 3,800 円＋税）

軟部腫瘍 診療ガイドライン 2012
改訂第2版

文献アブストラクトCD-ROM付

■B5判・132頁　2012.3.
ISBN978-4-524-26941-9
定価（本体 3,600 円＋税）

上腕骨外側上顆炎 診療ガイドライン2019
改訂第2版

■B5判・64頁　2019.9.
ISBN978-4-524-22678-8
定価（本体 2,200 円＋税）

変形性股関節症 診療ガイドライン 2016
改訂第2版

■B5判・242頁　2016.5.
ISBN978-4-524-25415-6
定価（本体 4,000 円＋税）

腰部脊柱管狭窄症 診療ガイドライン 2011

文献アブストラクトCD-ROM付

■B5判・78頁　2011.11.
ISBN978-4-524-26438-4
定価（本体 2,200 円＋税）

腰痛 診療ガイドライン 2019
改訂第2版

■B5判・104頁　2019.5.
ISBN978-4-524-22574-3
定価（本体 3,000 円＋税）

骨・関節術後感染予防 ガイドライン2015
改訂第2版

文献アブストラクトCD-ROM付

■B5判・134頁　2015.5.
ISBN978-4-524-26661-6
定価（本体 3,200 円＋税）

頚椎後縦靱帯骨化症 診療ガイドライン 2011
改訂第2版

文献アブストラクトCD-ROM付

■B5判・182頁　2011.11.
ISBN978-4-524-26922-8
定価（本体 3,800 円＋税）

前十字靱帯（ACL）損傷 診療ガイドライン2019
改訂第3版

■B5判・104頁　2019.2.
ISBN978-4-524-24841-4
定価（本体 3,000 円＋税）

頚椎症性脊髄症 診療ガイドライン 2015
改訂第2版

文献アブストラクトCD-ROM付

■B5判・116頁　2015.4.
ISBN978-4-524-26771-2
定価（本体 3,000 円＋税）

腰椎椎間板ヘルニア 診療ガイドライン
改訂第2版

文献アブストラクトCD-ROM付

■B5判・108頁　2011.7.
ISBN978-4-524-26486-5
定価（本体 2,600 円＋税）

日本整形外科学会 症候性静脈血栓塞栓症 予防ガイドライン 2017

■B5判・98頁　2017.5.
ISBN978-4-524-25285-5
定価（本体 2,800 円＋税）

外反母趾 診療ガイドライン 2014
改訂第2版

文献アブストラクトCD-ROM付

■B5判・156頁　2014.11.
ISBN978-4-524-26189-5
定価（本体 3,500 円＋税）

大腿骨頚部/転子部骨折 診療ガイドライン
改訂第2版

文献アブストラクトCD-ROM付

■B5判・222頁　2011.6.
ISBN978-4-524-26076-8
定価（本体 3,800 円＋税）

定価は消費税率の変更によって変動いたします．消費税は別途加算されます．